D di Donna

a cura di Lory

Prima edizione: 2024
Editing: Protti Valentina

*Dalle donne,
per le donne*

Prefazione

di Lory

Difficile partire quando non si sa esattamente dove si vuole arrivare.

Partiamo quindi da un desiderio: far sì che le nostre parole possano essere una mano tesa per chi leggerà, un posto dove trovare consolazione, un luogo dove non sentirsi più sole.

In questo tempo dove la frenesia ci porta a soffermarci poco su ciò che accade attorno a noi, e ancor meno su ciò che ci riguarda personalmente, ho sentito il bisogno di fermarmi per analizzare il perché di certi eventi.

Siamo sempre più impegnate nel lavoro, nella gestione familiare, che finiamo per dare troppo poco peso alla nostra persona e a dare per scontato che le cose vadano da sé, dimenticando invece che potrebbero prendere un altro corso se le nostre azioni - e reazioni - fossero diverse.

Si finisce spesso a ripetere alcuni comportamenti, come se stessimo seguendo schemi prestabiliti. Siamo sì il frutto del nostro passato, ma nulla ci impedisce di prendere quegli schemi e *capovolgerli*, soprattutto se non ci portano gioia.

Ci hanno inculcato che siamo vittime del nostro destino, ma il coraggio è DONNA. Il coraggio è dire: "mi fermo e accetto la situazione, ma poi reagisco, e trasformo le avversità in opportunità".

La sofferenza non deve diventare per forza una nostra compagna di viaggio.

Ho quindi trovato delle donne che come me sentissero il bisogno, il piacere, di veicolare all'esterno le loro esperienze attraverso la condivisione di alcuni racconti. Nessuno sarà più o meno importante degli altri, ma ognuno arriverà al lettore in modo diverso, in base alla propria sensibilità.

Spero vi arrivi l'energia con cui sono stati donati. Buon viaggio.

Non ve l'ho mai detto

di Marghe

Quando mi è stato chiesto se volessi partecipare a questo libro, di getto avrei voluto raccontare di come l'amore che vivo con mio marito sia pieno di rispetto, di supporto, di complicità e tanto altro.

Poi mi sono fermata e mi sono chiesta: "Perché io sono così fortunata? Perché altre donne non hanno avuto la mia stessa fortuna?"

Non ho una risposta, purtroppo, ma credo che mi abbia aiutata aver avuto un modello di famiglia unita, che ha sempre lottato tenendosi per mano, supportandosi a vicenda, e che si sia sempre rispettata molto.

I miei sono diventati genitori molto giovani, io sono la secondogenita, mia mamma aveva solo 18 anni.

Di lei ammirerò sempre la grande forza, il coraggio in certe situazioni e anche il suo grande amore per la sua famiglia; di mio papà ammirerò sempre la sua grande volontà, la sua forza, e di come, per brillare, non abbia mai dovuto spegnere mia mamma.

"Sai come sta su una casa, Margherita? Con dei pilastri: questi siamo io e la mamma."

Grazie mamma e grazie papà.

È grazie a voi che oggi cucino cantando e ballando con la mia famiglia, è grazie a voi che oggi so che i sacrifici di una famiglia sono divisi per due e che i successi sono moltiplicati per due; è grazie a voi che so che il rispetto e il supporto sono preziosi.

E ancora, grazie a voi, perché tra le tante cose che mi piacevano e che avrei provato a replicare, ho anche potuto scegliere alcune cose che non avrei voluto, come ad esempio la TV in cucina, che mentre cenavamo ed eravamo impegnati a raccontarci la giornata ci portava ad alzare la voce solo per coprire il programma di quella sera.

Il mio augurio, Donne, è di fermarvi, pensare e chiedervi: "perché?".

Di chi è la colpa?

di Angy

Ero brava, andavo a scuola, mi comportavo bene, facevo i compiti, non facevo arrabbiare i miei genitori. Avevo 9 anni, frequentavo il doposcuola all'oratorio, ci insegnavano a recitare. Era un curato che si occupava di noi in questa attività. Una volta a settimana veniva da noi e ci faceva lezione, mi piaceva recitare, mi sentivo importante, diceva che ero brava.

Un pomeriggio mi ritrovai sola con lui, non ero preoccupata, mi fidavo. Mi fece sedere sul banco e come se fosse una cosa naturale infilò le sue mani sotto la mia gonna. Rimasi pietrificata, non riuscivo a capire cosa stesse succedendo, toccava con la sua mano la mia pelle e mi sentivo in imbarazzo. Cercai di dire qualcosa, ma mise una mano sulla mia bocca e tentò di baciarmi. In quel momento mi lanciai giù dal banco e mi feci male a un ginocchio.

Tornai di corsa a casa e raccontai tutto quello che era successo a mio padre, che si recò subito a scuola con l'intento di punire quell'uomo. Il curato naturalmente mentì, dicendo che mi ero inventata tutto, e minacciò mio padre di denunciarlo.

Intanto io a casa aspettavo di essere confortata dalle braccia di mia madre, che però mise in dubbio quello che avevo raccontato, dicendo che c'era da chiarire se lo avessi provocato io. Ero brava a recitare, lo diceva il curato... Ma non stavo recitando una scenetta in quel momento.

Quel giorno ha segnato la mia vita, non sono mai più riuscita a guardare un ragazzo senza averne timore, quel gesto tornava sempre a galla nella mia mente e il fatto che mia madre non mi avesse protetto peggiorava la situazione.

Pochi anni dopo un altro uomo, la figura che avrebbe dovuto essere il miglior posto in cui potersi rifugiare, il nonno, papà di mia mamma, tradì la mia fiducia. Mi ritrovai le sue mani sui miei seni in cerca di non so cosa, mi scostai rapidamente e corsi a confidarmi con l'unico uomo di cui avevo ancora fiducia, mio padre.

Non mi consolò sapere che lo faceva anche con le altre nipoti, *per gioco*, diceva lui. Questa volta evitai di raccontare il tutto a mia madre, perché avrei soltanto peggiorato la situazione.

Soltanto alle superiori conobbi l'uomo che diventò poi mio marito e che ebbe la pazienza di sopportare le mie assenze, i miei appuntamenti mancati, le mie fobie. Il mio primo e unico uomo.

Mi fidavo di lui, per la prima volta tornavo a fidarmi, ma avevo sbagliato anche questa volta. Eravamo sposati da due anni, avevamo una splendida bambina, la famiglia perfetta; non ci mancava nulla, o almeno così sembrava a me.

Aveva iniziato ad uscire spesso la sera in motorino, cosa che non aveva mai fatto prima, cominciai a insospettirmi. Avevo trovato nei pantaloni un bigliettino dove aveva segnato un numero di telefono, e grazie a questo risalii a un indirizzo. Una sera lasciai la bambina da mia suocera e con il motorino mi diressi verso quella via, quella via tanto malfamata. Arrivai sotto il portone, lessi il suo nome, suonai al citofono e mi aprirono, come se fossi attesa.

Mi attendeva una scena molto imbarazzante: lei aveva un abito rosso elegantissimo e lui era comodamente sdraiato sul suo divano. L'unica cosa che stonava ero io.

La prima cosa che feci d'istinto fu scappare via, andai da mia madre per raccontarle quello che era successo. La sua risposta fu che gli uomini sono tutti così, ed essendomi sposata con lui dovevo tenermelo. Anche questa volta non trovai conforto in colei che avrebbe dovuto essere il mio porto sicuro. Quella sensazione di abbandono, nonostante siano passati tanti anni, non l'ho mai dimenticata.

Quella sera quando tornai a casa cercai un chiarimento da parte di mio marito. Gli chiesi che cosa avrebbe voluto fare e mi rispose: "finché dura, dura".

Non ho mai dimenticato quelle parole. Mi fece capire che non aveva nessuna intenzione di interrompere quella relazione e io potevo soltanto subirla. A nulla servì parlarne anche con la sua famiglia. Si frequentava da tempo con lei e faceva le cose che non faceva con me, questa era la sua giustificazione.

Dopo 50 anni di matrimonio a volte capita ancora che lui mi dica, rimproverandomi, che non ho mai dimenticato.

Ma come si può dimenticare una cosa del genere?

Il fatto che riconosca di avermi fatto del male non allevia il dolore ai miei ricordi. Ho sempre protetto l'immagine di padre perfetto agli occhi dei nostri figli, che non sanno nulla di quello che ho vissuto.

Avevo avuto un padre amorevole e una madre con un carattere freddo.

Tutt'ora mi sento in colpa per aver causato queste situazioni, ma so che la colpa per i loro comportamenti malati non è la mia.

Una luce in tasca

di Camilla

Mi è sembrato di incontrare Giulia.

Era seduta in ufficio e si era appena sentita dire dal suo capo, un omone imponente, che sarebbe stato bello vederla con le unghie rosse laccate, mentre digitava ed emetteva fatture. E lei si è domandata perché mai, cosa in lei potesse far scaturire un così strano commento. Un uomo che potrebbe essere suo padre, immaginare le unghie di lei. Che tutto sommato lei è lì per lavorare, per fare ciò per cui ha studiato anni. Anni in cui le unghie era arrivata a rosicchiarsele tutte, per lo stress tra un esame e l'altro, tra l'altro.

I conti senza le unghie rosse non vengono bene? A lei sembrava di sì.

Ho sentito Giulia una mattina alla radio.

Quando un deejay ha detto che la cantante appena mandata in onda era davvero brava, "peccato non sia tanto bella quanto brava", aveva aggiunto. E a Giulia è balzato agli occhi Pavarotti. Qualcuno si sarà mai domandato a che livello di *sex appeal* arrivasse il famoso tenore?

La risposta se l'è data anche in quell'istante.

Ho pensato a Giulia.

Quando un compagno di università, vedendo un'amica con la gonna, ha detto ridendo che quando ci sposano, poi, noi donne la gonna non la mettiamo più così corta. Proprio strane queste mogli. Ed ecco una sonora risata. Bei tempi quelli dell'università.

Ho letto Giulia.

Quando raccontava che nel momento in cui lei stava avendo successo nel lavoro e il suo compagno era in un momento di stallo, lui era diventato molto scontroso. Si era chiuso in se stesso e non la lasciava entrare. Quasi come un cagnolino che ha fatto pipì sul tappeto sbagliato e viene punito.

Eppure suo padre ha sempre trattato benissimo sua madre, o no?

Era solo un po' ansioso quando lei usciva con le amiche. Passava a controllare fuori dalla pizzeria se lei aveva una cena, ma solo perché era un po' insicuro. O forse no?

Eppure suo padre era gentile e premuroso, voleva sempre esserci a proteggere sua madre dai pericoli visibili e invisibili.

Un po' come un albero alto alto che protegge una piantina delicata dal sole. Ma se toglie il caldo del sole, non ne toglie anche la luce?

Non serve un'accetta per far cadere un albero. Non sempre si comincia con una ferita inferta con ferocia.

A volte basta la mancanza.

Di rispetto.

Di stima.

Di considerazione.

Ho visto tante Giulia. E vorrei che la mano che ha tolto loro la luce, tornasse in una tasca. Dove possa trovare solo un biglietto con parole d'amore.

Senza rancore

di Lulù

Parlo di una bambina nata ad inizio anni settanta che ora di anni ne ha cinquanta. L'età della svolta, quella in cui ti fermi, guardi dove sei, e ti chiedi se è esattamente quello il posto dove vuoi essere. Forse da questa riflessione nasce il bisogno di liberarsi delle zavorre, effetti delle scelte altrui.

Nella mia famiglia, devo ammetterlo, non è mai mancato nulla di ciò che si poteva acquistare. Potrebbe sembrare arrogante dirlo così, forse lo è ancor di più riconoscere che non ho mai sentito la mancanza di nulla, ma come avrei potuto capire che mancava qualcosa? Ero troppo impegnata a diventare grande e indipendente. Giustificavo sempre quella donna, mia madre, orfana di padre, obbligata da mia nonna a sposarsi con quel buon partito di mio padre. Obbligata poi da lui ad avere figli senza il desiderio di averne.

Ogni giorno della sua vita, fino all'ultimo, come un mantra, ha ripetuto che avrebbe dovuto fare qualsiasi altra cosa piuttosto che metterci al mondo (evito di riportare le frasi colorite con cui menzionava le opzioni).

Ora do un nome alle mancanze che ho avuto allora, ora le riconosco, sono quasi palpabili. Il rifiuto fisico non lo senti subito, ma impari a riconoscerlo nel tempo, quando cerchi nella memoria un abbraccio, una carezza, un sorriso pieno di fiducia, e anche scavando non trovi nulla.

Non aver avuto fin dall'infanzia quella sensazione, per alcuni scontata, di poter contare su una famiglia, credo sia stato un anello debole della mia catena.

Si può dubitare di un amico, di un amore, ma mai si dovrebbe dubitare dell'appoggio della famiglia. C'ero, esistevo, mi nutrivano, ma scappavano dalla realtà familiare buttandosi nel lavoro. La loro giornata girava solo attorno all'attività che gestivano, salivano in casa solo per mangiare e dormire, un veloce sguardo a me e per loro questo era più che sufficiente. Forse, nella loro testa, io non avevo bisogno di attenzioni particolari. Di tutto quel gran lavorare, la loro unica gioia si materializzava forse in quell'unico mese all'anno passato al mare in vacanza, tutti insieme.

Ci sono attimi, nella mia memoria, che per fortuna non sono nitidi: appaiono come tanti puntini esplosi che fanno riaffiorare ricordi confusi; di mio padre in atteggiamenti poco etici con varie *amiche* conosciute durante questi periodi di villeggiatura - ancora oggi mi chiedo che ruolo rivestisse mia madre in tutto ciò, se io bambina mi rendevo conto che ci fosse qualcosa di sbagliato, mentre lei non si accorgeva di nulla.

C'è un aspetto, in questo racconto, che è il più tabù.

L'estate al mare, i miei quattro anni, ho impressa la foto di me con in mano il salvagente a forma di cigno, e lui accanto che sorride. La cicatrice che ha lasciato non si vede con gli occhi, ma se tocchi quel pensiero la puoi sentire.

È l'estate in cui accade che tua "mamma", invece di abbracciarti e stringerti forte e portarti lontano, pensa sia più opportuno sculacciarti e metterti in castigo perché ti sorprende mentre pratichi la fellatio a un ragazzino di quindici anni, figlio di amici di famiglia in vacanza con noi.

Tutt'ora quando lo incontro abbasso lo sguardo. Non trovo altre parole da aggiungere a questo passaggio; a quattro anni, lo ammetto, non dovevo fare queste cose, ed è giusto che fossi punita. Vorrei abbracciarla io, quella bambina, ma ormai è troppo tardi per consolarla. Ringrazio la mia mente che come una mamma premurosa ha cristallizzato quel ricordo, bloccandolo in un cassetto.

La bambina continua a crescere: non è successo nulla, non si parla dell'accaduto, nessuno si è preoccupato di affrontare il discorso con lei, magari sollevandola così da quel senso di colpa. Ora capisco perché costruivo "casette" ovunque fuori da quella casa. Ero previdente, preparavo sempre un rifugio dove poter scappare.

Un'altra foto stampata solo nella mia mente: una gonna scozzese di lana rossa e gli stivali di gomma.

Vivevo in campagna, avevo sette anni (credo), era pomeriggio. Dico a mia mamma che forse quel giorno avrei dovuto fare la prima confessione in chiesa. Ora lo so che avrebbe dovuto ricordarlo lei (dettagli), e magari avrebbe anche dovuto occuparsi di rendermi presentabile. Invece arrivai in Duomo accaldata, con quella gonna di lana fuori stagione, ai piedi stivali di gomma.

Mentre le altre bambine erano vestite a festa, io ero lì nella mia bolla, da sola, incurante del mio disagio, chissà cosa avrò confessato quel giorno al parroco.

Io crescevo e la gonna no, quindi smisi di indossarla. Dovevo fare un tema sulle stagioni, in casa nostra non c'erano libri o enciclopedie, invidiavo mia cugina perché sua mamma le stava raccogliendo quella in fascicoli, quella che ora finisce in discarica perché inutilizzata.

Nonostante siano passati tantissimi anni ricordo ancora quel senso di inadeguatezza perché non riuscivo a mettere i miei pensieri per iscritto. Mia zia si accorse che qualcosa non andava, le spiegai quel che sentivo, e lei con semplicità mi porse uno di quei libricini dell'asilo da colorare con delle semplici frasi su ogni stagione.

Ricopiai quelle frasi e l'insegnante definì il testo troppo semplice.

Se fossi riuscita a trasformare in parole quanto l'inverno facesse parte della mia vita, di come il freddo mi abbracciasse durante le mie giornate di solitudine, e di quanto invece il caldo torrido dell'estate mi stordisse quando mi saliva la rabbia, forse l'avrei stupita.

Ricordo le viole che raccoglievo nei fossi e gli insetti che imprigionavo in vasetti di vetro, che allineavo di nascosto sulla finestra; forse questa era la mia primavera. Lei (mia madre) non si accorgeva della loro presenza, perché mi occupavo io della pulizia della mia stanza, altrimenti mi avrebbe fatto sicuramente buttare tutto.

Un giorno presi una sberla solo perché mi ero permessa di farle notare che non aveva cucinato nulla, e che pensava al cane prima che a noi. Non le piaceva cucinare, lo faceva solo per dovere.

Mia mamma non era autorizzata a fare la spesa, decideva tutto mio padre, anche cosa si doveva mangiare. Mi chiedo come sono riuscita a fare la collezione delle gommine del Mulino Bianco; dubito acquistasse lui la merenda per la scuola, questa cosa resterà un mistero.

Quando ora confronto la mia infanzia con quella delle mie amiche coetanee, mi vedo mendicare tempo e attenzioni, mi accontentavo e trovavo nutrimento nell'osservare mio padre mentre utilizzava utensili e nel frattempo imparavo ad utilizzare il trapano o il flessibile, a riparare una presa di corrente, tutte cose indispensabili per una bambina (*sic*).

Un figlio primogenito maschio avrebbe reso sicuramente le cose più semplici a tutti. Più volte ho cercato tra le varie carte nei cassetti un documento che attestasse la mia adozione: solo così avrei trovato un senso logico ai loro comportamenti. Ma quando sul certificato di nascita leggevo sempre - dico sempre, perché l'ho riguardato più volte - che ero *proprio* figlia loro, ero sempre più triste. Ci sono stati alcuni episodi in cui i miei due cugini, rigorosamente maschi, diventavano più importanti di me.

"Domani vi porto a pesca".

Quel *voi* sapeva di gioia, non ero mai andata a pesca con lui! Ma ben presto la mattina capii che io non ero contemplata in quel *voi*.

Anche lì, nessuna spiegazione: lui riteneva giusto così, nulla da aggiungere. Tutt'ora, a volte, avrei tanta voglia di andare a pescare da sola per tornare ad aggiustare quel tassello; sicuramente non metterei nemmeno l'amo a quel filo.

Le mie già deboli fondamenta credo siano state compromesse quarant'anni fa dalla frase che mia madre disse al ritorno dall'ospedale, porgendomi quel fagotto:

"Questo è tuo fratello".

A dieci anni diventai mamma. Il primo bagnetto, con lei che mi guardava sbalordita mentre mi destreggiavo in quell'operazione; doverle ricordare l'ora della pappa, e tante altre cose a cui lei avrebbe dovuto pensare istintivamente.

Guardo spesso indietro con incredulità e, tante volte, solo per trovare un po' di ristoro cerco di convincermi che quei ricordi siano solo frutto della fantasia di una bambina. Poi torno lucida, e quei ricordi portano vesti reali.

Il padre c'era, la madre anche. Lavoravano tanto entrambi, la figlia grande si occupava del fratello piccolo, faceva le faccende di casa che alla mamma non piacevano. Una famiglia perfetta, insomma! Cosa potevo pretendere di più?

Non si sa però perché, da bambina pressoché senza disturbi, mi ritrovavo a fare giochi "sporchi" appena ne avevo l'occasione. Ripensare ora a quanto fossero inadeguati per quell'età mi pone delle domande a cui credo mai troverò una plausibile risposta: dove avevo visto certe cose? Come potevano gli adulti, che stavano accanto a me, non avermi protetta da certe situazioni, da cui avevo imparato tutte quelle cose "da grandi"?

Non capivo allora come mai a volte dovessi accompagnare mio padre per lavoro a casa delle dipendenti, come mai lui sparisse per ore; ora capisco tutto. Io ero il palo, la complice perfetta, ignara e silenziosa.

Così da piccola bambina ubbidiente e comprensiva negli anni diventai una ribelle, facevo sempre esattamente tutto il contrario di ciò che mi veniva detto. Sono iniziate così le prime avventure/disavventure con maschi sempre più grandi di me, credo sempre nell'intento di cercare quella figura di "padre" buono, mancante.

Io quattordici, lui trenta. Fra le varie cose mi aveva fatto notare che ero minorenne, e che quindi lui stava rischiando a stare con me. Mi aveva spiegato l'amore su un piano cartesiano, dove l'asse x rappresenta la donna e l'asse y l'uomo. La matematica applicata in una relazione d'amore. Non ho mai dimenticato quelle due rette tracciate sulla sabbia con un dito, perpendicolari, che incrociandosi formavano quel simbolo più (+). Durò giusto il tempo che si rendesse conto di quanto fosse pericoloso per lui continuare a vederci.

Nessuno si accorgeva di nulla: avevo le chiavi di casa, uscivo in motorino e quando rientravo la sera non trovavo nessuno ad aspettarmi sveglio. Vivevamo in campagna e quando era buio e passavo fra quei campi in sella al mio Ciao, impugnavo l'acceleratore e lo tiravo al massimo. Mi sentivo forte, grande. Paura ne avevo, ma non lo dicevo. Sapevano che ero giudiziosa, che non avrei fatto tardi e non avrei fatto rumore rientrando, quindi potevano dormire sereni.

La mattina uscivo presto per andare a scuola, i miei erano spesso ancora a letto.

- "Mamma diluvia, puoi accompagnarmi in auto?"
- "Mettiti un *chiwi*".

Sì, certo, una macedonia no?

Sono quelle frasi che a ripensarci ora ti scappa un sorriso, ma ai tempi c'era ben poco da ridere. Ai colloqui non andavano, dicevano che era tempo sprecato, perché tanto sapevo da sola come mi dovevo comportare a scuola. Certo, lo sapevo e mi arrangiavo, ma quella scuola non l'avevo scelta io: io volevo diventare infermiera, non una contabile.

A diciassette anni decido che voglio lasciare quella scuola. Mi trovo un lavoro per i tre mesi estivi, per non farmi cogliere impreparata dalle loro obiezioni. Sarebbe andato tutto bene se quel lavoro non me lo avesse trovato quella che non sapevo essere l'*amica* di turno di mio padre.

Era diventata la mia confidente, quella a cui chiedevo consiglio, visto che aveva qualche anno più di me; quella a cui parlavo del mio primo fidanzato. Mentre lei tesseva il suo piano, parlando male con me di mio padre, al quale invece spifferava tutti i miei segreti. Non c'era giorno dove non mi dicesse di consigliare a mia madre di lasciarlo. Conquistò mio padre con poche mosse, approfittando della mia ingenuità. Io restai a guardare, mentre lei pretese un'abitazione dove ricrearsi il suo nucleo con lui e i due figli di lei, che lo chiamavano papà.

L'opera era completa e compiuta. Mia mamma era finalmente felice, libera dalle sue catene. Io invece non avevo più nemmeno quella parvenza di famiglia.

Potrei ricordare i miei diciotto anni perché mio padre mi fece il suo primo bel regalo: una Panda nera di terza mano. Andava quasi a spinta, mai avrei immaginato che un giorno saremmo arrivate assieme fino a Firenze.

Invece lo ricordo per il primo fidanzato, quello con cui si fa sul serio. Fu quello che al primo approccio fece scoppiare come una bomba quel cassetto sigillato di ricordi, e di tutta risposta io scappai, scappai di corsa, e mentre correvo non capivo da cosa stessi scappando, in preda a una sensazione, forse di terrore.

Non so come lui riuscì a fermarmi, e come un fiume ormai esondato gli raccontai tutto quello che avevo ricordato dopo quel contatto fisico con lui, i ricordi di quell'abuso infantile che erano riaffiorati. Scioccamente, invece di correre da mia madre a prenderla a sberle, feci finta di niente in preda alla vergogna. Quel ragazzo, con il suo dolce modo di fare, cancellò la mia vergogna.

Per anni non ne parlai con nessuno. Quando un giorno presi coraggio e decisi di affrontarla, mi disse sbrigativamente che erano cose vecchie. Già, *cose vecchie*, come quelle cose che vanno in prescrizione.

Il diploma era ormai vicino, la scuola alla fine non l'avevo abbandonata. La mia testardaggine di voler dimostrare loro che avrei portato a termine una cosa anche se la detestavo l'aveva avuta vinta. Il giorno dell'esame un professore mi fece la classica domanda su cosa avrei desiderato fare dopo il diploma. La mia risposta li spiazzò: "Tutto, tranne la contabile". La festa è finita, potete andare.

Mi presentai fiera alla prima offerta di lavoro. Era venerdì, cercavano una tata, e io lo avevo fatto da sempre. Avevo i requisiti giusti e il lunedì successivo ero già arruolata. Due bambini piccoli, diciotto e trentasei mesi, dodici ore al giorno dal lunedì al venerdì. La storia si ripeteva: fare la mamma, io che di cultura da madre non ne sapevo proprio nulla. Ero sempre con loro, vacanze con loro, e continuò così per due anni, finché il piccolo cominciò a chiamarmi mamma: capii che era il momento di abbandonare la nave. L'ultima vacanza con loro rientrai da sola a casa in treno.

Affacciato ad un finestrino di un vagone fermo del treno su cui dovevo salire c'era un tipo. Nella mia testa l'avevo già classificato. Teneva in mano un aggeggio che ai tempi non avevo identificato - un cellulare - e cantava mentre aspettava che qualcuno rispondesse. Destino infame: unico posto libero vicino a lui.

Mi eclissai nei miei pensieri, sperando che nessuno venisse a disturbarmi. Ma per la ragazzina di campagna, vergine di malizia, fu un attimo cedere alle sue attenzioni. Indossava un profumo che invadeva tutto il vagone, impossibile ignorare la sua presenza. La dialettica dovuta a quei dieci anni in più, i suoi racconti farciti di menzogne che avrei scoperto solo in seguito, avevano rapito tutti i miei sensi.

Bastarono tre mesi per decidere di lasciare il fidanzato storico, quello con cui avevo deciso di stare per ripicca perché mio padre non lo riteneva all'altezza della nostra famiglia, in quanto meridionale. Quando decisi di interrompere la nostra relazione, come per spregio lui cominciò a crescere, a fare azioni per dimostrare quanto tenesse a me e quanto era dispiaciuto per non averlo fatto prima; ma ormai il gioco era finito. Credo per disperazione, ogni fine settimana, era disposto anche ad accompagnarmi alla stazione del treno che mi portava dal rivale - assurdo, penso ora; al tempo pensavo lo facesse per dimostrarmi quanto tenesse a me.

Nulla mi fece cambiare idea, dopo sette mesi lasciai il mio paesello alla volta di Firenze e andai a convivere con quello sconosciuto e la sua famiglia, con estrema fiducia, come se mi stessi buttando tra le braccia di una madre.

Cambiavo casa, famiglia, paese, ma la storia si ripeteva. Mi ritrovai nuovamente a fare da mamma, a lui che aveva comportamenti infantili e alla madre, che aveva visto in me una boa di salvataggio a cui aggrapparsi, poiché incastrata in un matrimonio combinato d'altri tempi, con un marito alcolizzato sotto costante cura di psicofarmaci. Nonostante tutto, in quel girone imparai finalmente il senso della parola *famiglia*. Tra protesti, denunce, avvocati e tanto altro, riconoscevo che quella situazione fosse comunque meglio di quella in cui ero nata e cresciuta. Mancava qualcosa, però.

La mia reazione a tutto ciò fu decidere di diventare madre, avevo bisogno di realizzare la mia identità. In pochi mesi organizzai un matrimonio, semplice ma dignitoso. Solo in quel momento mi resi conto che stavo sposando una persona che non poteva permettersi nemmeno di comperarsi l'abito e le scarpe per la cerimonia. Lo feci io, colma d'amore, ma con dei presupposti che potevano far presagire ad un poco lieto finale.

Dopo soli due mesi i miei genitori mi regalarono il loro divorzio. Un regalo originale, con annesso un bigliettino che diceva che erano stati assieme quei venticinque anni per colpa mia.

Per fortuna, dopo due anni stringevo il mio fagottino. Mia madre arrivò una settimana dopo il parto, non ricordo altro. Non fu semplice gestire quella nuova realtà impegnata, tra crescere la piccola e rimediare ai problemi di quella famiglia, ma tutto ciò che succedeva non scalfiva il mio percorso. C'era mia figlia al centro, e quando iniziai a vedere i pericoli che potevano esserci per lei in quella casa me ne andai. Tornai a vivere nel mio paese di nascita, dove speravo di poter finalmente trovare un aiuto; mio marito trovò lavoro lontano da noi. Trovai subito un impiego, ma non l'appoggio in cui speravo.

Ebbi la fortuna di poter portare la bambina con me al lavoro, dalla sera fino alla mattina, dodici ore per tre volte a settimana, come badante. Riuscii a reggere quel ritmo per quasi due anni, finché mia figlia iniziò l'asilo. Nel frattempo mio marito ci aveva raggiunto, e nei vari lavori che aveva intrapreso si era goduto la sua *libertà*, nel modo meno opportuno, non trovando neanche il coraggio di ammettere i suoi tradimenti (che avevo però scoperto). Preparai le sue valige e lo rispedii dalla madre, che nel frattempo si era avvicinata a noi.

A distanza di venticinque anni riconosco sia stata l'unica scelta su cui non ho mai avuto un ripensamento. Dovevo ammettere di aver fallito nell'aver creduto che la mia famiglia sarebbe stata solida e indissolubile. Purtroppo questo fu il dolore più grande, togliere a mia figlia quell'unione.

Lui tornò a vivere con i suoi genitori; ero stata irremovibile, le sue bugie non mi ingannavano più, non immaginava di dover pagare per i suoi sbagli. Iniziarono però le sue minacce; anche se mi spaventavo quando urlava da dietro la porta, minacciando di buttarla giù, io non ho mai aperto.

Quando mio padre seppe ciò che stava succedendo andò a parlargli. Non so cosa gli disse, ma non si presentò più sotto casa. Fu la prima volta in cui sentii di avere un padre su cui contare.

Avevo venticinque anni, per un periodo feci undici ore di lavoro al giorno, mentre il mio ex-marito non contribuiva al mantenimento di nostra figlia. Ormai avevo perso la fiducia nella parola famiglia, e mi imposi che avrei fatto da mamma solo a mia figlia.

In quegli anni gli uomini diventarono solo parentesi da aprire e chiudere al bisogno. Niente doveri, niente promesse, niente illusioni o speranze, non avrei più offerto carne da poter ferire. Questa era la regola, nessuno sapeva, quindi nessuno poteva giudicare. Una mattina però al lavoro si presentò lui, bello e dannato.

Inutile mentire: se mi avesse colpita un fulmine non sarei rimasta così stordita. Cercai di essere impassibile, ma il destino aveva deciso altro per me, la sera stessa stavamo già assaporando il vento in faccia sulla sua moto. Era la dolcezza all'ennesima potenza travestita da centauro dannato. Sentivo di aver trovato due forti braccia pronte a proteggermi. Era tutto perfetto (o almeno sembrava), era entrato con delicatezza anche nella vita di mia figlia, sempre attento e premuroso, generoso e comprensivo. Ma nuovamente dentro di me lavorava il tarlo della sofferenza, l'astinenza al dolore.

Difficile da spiegare per chi non lo ha provato: ti vedono serena, e non sanno che quello è il momento esatto in cui invece tu butterai tutto all'aria. Infatti, dopo un anno di quiete, l'animo masochista vinse nuovamente. Non credevo di avere il diritto di essere felice e chiusi anche questa relazione.

Ricominciò il periodo della doppia vita, rimisi la maschera che mettevo e toglievo, quella che alzava le barricate e proteggeva il nucleo sofferente ma silente. Mesi di quiete apparente in cui va tutto da copione, ma ad un certo punto due destini si incontrano, si parte odiandosi, si finisce passeggiando in riva al lago parlando della propria vita, tornando nuovamente a crederci, tra mille impedimenti però il cuore batte, batte forte, batte così forte che quel rumore riesce a contrastare la voce che sussurra di stare attenta, che c'è pericolo.

Pericoloso lo era e anche tanto, ma quel senso di vietato, di pericolo, fu il tassello mancante che riportò a galla la parola *donna*, la parola *desiderio*, *piacere*, quello nudo e crudo. Tornare al centro buttandosi a capofitto senza un salvagente vicino, minuti rubati alla pesante quotidianità, progetti folli; poi, lo scontro con la realtà: lui deve partire.

Mi chiese di seguirlo, di crescere assieme le nostre figlie. Dopo un iniziale momento di follia in cui ero decisa a buttarmi, tornai lucida e rinunciai alla proposta. Non potevo sradicare mia figlia dal suo ambiente. Soffrii come non mai, mi rivolsi addirittura alla Madonna, le chiesi un dono in cambio del mio sacrificio. Ora, a distanza di tanti anni, so che mi ha ascoltata, voglio crederci: sua figlia ha ancora accanto sua madre, e io sono andata avanti. Riassumere in due righe quel turbinio di emozioni sembrava impossibile, ma alla fine si riassume tutto nell'ennesima sconfitta.

Mi ributtai nel lavoro, che mi ha sempre aiutato a non uscire dai binari. Dopo pochi mesi mio padre decise, senza nemmeno interpellarmi, che avrei dovuto lasciare casa e lavoro. Mi impacchettò una nuova esistenza con la parvenza di volermi vicino dopo aver scoperto di avere un tumore incurabile. Catapultata così in un nuovo paese, alle prese con un nuovo lavoro a me sconosciuto ma che avrei poi amato negli anni.

Nulla da obbiettare, per forza: il mio parere non aveva peso, comandava lui, ancora. Mi ero illusa che avesse capito il mio valore, che si fidasse di me anche se ero femmina, pareva proprio un gran bel regalo a sorpresa. Purtroppo era solo una pezza, un modo per quietare la sua coscienza. Quando lo capii, ormai era tardi per oppormi.

Cercai ugualmente di dare il meglio di me in questo lavoro, anche se non l'avevo scelto io. Arrivò un ragazzo molto più giovane di me, straniero, con mille bisogni, e ancora una volta la mia necessità di guardare ai problemi degli altri per non vedere i miei ci fece trovare vicini.

Due culture completamente diverse. Stranamente mio padre non impose il suo pensiero razzista, anzi, approfittò della situazione per garantirsi dei favori. Forse l'assenza del conflitto con lui rendeva il tutto poco interessante, e dopo pochi mesi interruppi anche questa relazione. A differenza dei compagni precedenti, lui passò prima alle minacce di autolesionismo, poi a minacce verso la mia persona. Pensavo fossero frasi dettate dalla sofferenza.

Ricevetti però una lettera; all'inizio non diedi troppo peso al colore con cui era scritta, ma rileggendola il giorno successivo e notando che qualcosa era cambiato, capii: quello era sangue, una lettera d'amore scritta con il sangue. "Senza di te muoio.".

Non ho ceduto alla paura, ai pianti, al timore del giudizio. Non ho ceduto a nulla. A distanza di vent'anni nessuno è morto, e la persona che doveva morire ha due mogli e cinque figli.

Tornando a mio padre: quando riuscii a dimostrargli che, nonostante mi avesse allontanata da tutto e da tutti, grazie al mio orgoglio avevo brillantemente trasformato la situazione, quando la rabbia si era ormai tramutata in riconoscenza nove mesi dopo, lui morì.

Nuovamente sola (ma ancor peggio, senza più il mio spacciatore di sofferenza) mi trovai spiazzata. Quella dipendenza ora era a galla, si vedeva, si sentiva. L'avevo amato e odiato da sempre e ora non c'era più. Lei attendeva all'angolo dei box, diceva che avevo sbagliato ad obbedirgli (come se avessi potuto fare altrimenti) e che avrei dovuto invece restare accanto a lei, ad aiutarla nella gestione di quel figlio difficile che intanto era cresciuto. In pratica io, figlia, avrei dovuto assisterla nella genitorialità.

Cosa restava da fare? Andare avanti. Ormai non mi restava altro che accettare che non fossi destinata alla vita di coppia.

Pensavo che il peggio fosse passato, senza immaginare che stavo intraprendendo i primi passi verso l'inferno. Ammetto che il fulcro di questo racconto è proprio questa parte: accettare, riconoscere e ammettere quanto male ci si possa fare quando non ci si è sentiti amati da piccoli. Potrei definire questo periodo come "l'abisso".

Ho scritto questo racconto fino a ora come un fiume in piena, ma ora misuro le parole, le peso, le tratto con delicatezza, perché è una ferita che potrebbe ancora sanguinare e quindi va trattata con cura.

In vita mia non ho mai assunto sostanze stupefacenti di alcun tipo, ma credo che sarebbe un buon paragone a quello che ho vissuto in quel periodo. Lo ricordo il giorno che l'ho conosciuto. Era stato mandato, lo so, gli era stato passato il testimone.

Entrò in negozio, poche parole; si rivolse verso la foto di mio padre, aveva già capito tutto, ricordo ancora quello sguardo. Un cliente qualsiasi che veniva con una frequenza maggiore rispetto agli altri, la confidenza cresceva giorno dopo giorno, e nel giro di poche settimane il treno era partito e non era più possibile scendere. Quando capii che era sposato cercai di fermarmi, ma lui non era d'accordo.

Trascorsero mesi dove passavo dall'apice della felicità a momenti di crudeltà estrema. Inconsciamente era proprio ciò che stavo cercando, per tornare alla mia infanzia. Fu il tassello che riportò a galla la sofferenza del passato, la lenta tortura barattata con una manciata di attenzioni.

Promesse di cambiamenti mai mantenute, silenzi, ore al telefono, un bisogno estremo l'una dell'altro, e appena sembrava che si fosse raggiunto un minimo di equilibrio, mi portava via tutto da sotto i piedi, mostrando un piacere disumano.

Conferme e negazioni continue che distruggevano il traguardo appena raggiunto, non c'era mai un momento in cui poter prendere fiato, ogni secondo che passava mettevo in discussione ciò che pensavo di aver capito di lui. Non riuscivo a staccarmi da questa dipendenza, anche se sentivo che mi stava distruggendo lentamente.

Le frasi erano sempre le stesse. Le riconoscevo, sentivo quanto mi facessero male, ma il mio cuore mi implorava di capirlo e di perdonarlo perché, mi ripetevo, ero io che lo portavo a dire queste cose.

"Basta."

"Non puoi farmi questo."

"Senza di me non puoi vivere."

"Tornerai, e quando lo farai io non ci sarò più."

"Hai fatto tutto da sola, io non ti ho mai illusa."

"Siamo destinati a vivere così."

"Non posso darti ciò che vuoi."

"Dimenticami."

Quando si presentò l'occasione della svolta, presi quel briciolo di coraggio che mi era rimasto e alla sua richiesta di tenergli un posto, come se fossi stata un parcheggio, capii che meritavo di più.

Cementai il tutto nel profondo del mio cuore. Sapevo che quel piccolo tarlo era lì, ma lo avevo relegato in un posto lontano. Ogni giorno mi impegnavo per soffocarlo con mille cose da fare, da organizzare.

Esternamente avevo raggiunto quello a cui qualsiasi donna cresciuta con dei sani princìpi mira, avevo voluto crederci, doveva andare bene per forza, non potevo aspettarmi di più, dato il mio passato. La quiete per mesi, per anni, rivestii il ruolo di moglie, madre perfetta nella famiglia modello. Ma quella quiete aveva i giorni contati, troppa pace, troppo tempo libero in cui i pensieri potevano vagheggiare. Il tarlo aveva lavorato in sordina e ora mi guardava dritto negli occhi, con sfida, minaccioso. Pensavo che sarei riuscita a gestirlo.

Fu stupido mettersi alla prova per dimostrare che non poteva più ferirmi. Ero sicura che la sofferenza non mi servisse più, che non mi avrebbe più dato alcun tipo di piacere; mi sbagliavo, immensamente.

Appena mi sbilanciai trovai il carnefice nello stesso posto dove l'avevo lasciato, *mi stava aspettando*, disse. Quanto sa d'amore questa frase... esattamente come se fosse la morte a dirlo. Le dinamiche non erano cambiate, le carte del gioco invece sì. Aveva più armi da usare contro di me. Ero ancora più vulnerabile di prima. Tutto quel tempo passato non mi aveva insegnato nulla, anzi, lo giustificavo e mi incolpavo per le sue reazioni.

Passò poco tempo dalla sana euforia alla disperazione; quando mi lamentavo di qualcosa, dopo le offese partivano le minacce. Nella mia testa malata ritenevo di non aver diritto a un po' di felicità e quella era l'unica condizione che riconoscevo per me.

I suoi comportamenti estremi mi laceravano l'anima, ma era l'unico modo per rivivere il rapporto di sofferenza a cui mio padre mi aveva abituata. Ora so che sbagliavo, ma allora le mie fasi di astinenza si placavano solo passando dal sentirmi amata alla negazione, all'umiliazione e alla delusione.

Queste consapevolezze le ho maturate con gli anni. Ora sembra facile dirlo e riconoscerlo, ma c'è voluto tanto dolore per arrivare a queste conclusioni. Quando sulla tua strada incroci un narcisista, la cosa migliore sarebbe scappare. Ora lo so. Vent'anni di montagne russe senza le protezioni che ti impediscono di essere scaraventata prima in cielo, poi in terra. Sono state le minacce di presentarsi davanti a casa l'unica cosa che mi ha destata, la paura che lui potesse ferire con le sue parole persone che non meritavano di soffrire.

Ho trovato il coraggio di raccontare quello che mi stava succedendo a una persona che ha parlato a quella bambina ferita con semplicità, non usando formule magiche, niente giudizi o consigli saccenti.

"Meriti di essere felice, e le umiliazioni non possono renderti felice". Bastava sentirselo dire, forse. Eppure tante volte me lo ero ripetuta anche io, ma senza successo. Forse non era il momento giusto.

Non è stato semplice allontanarlo, fargli accettare la mia presa di posizione. Non lo temo più, so ciò che ho fatto, so di aver sbagliato nei modi e nei tempi, ma lo ammetto con coraggio. Ho creduto per anni fosse l'amore della mia vita, e forse c'è un posto dentro me che lo penserà in eterno. Sbagliavo: era soltanto il mezzo per rivivere certe dinamiche malate legate alla mia infanzia.

Ho scritto questo racconto con la paura di rievocare il suo nome.

Ho finito di scrivere di lui con la paura nel cuore, un sabato sera. La domenica mattina, dopo un anno di silenzio, un suo messaggio:

"Ciao come stai?"

Non giustifico nulla degli errori che ho fatto, ma mi perdono per aver pensato e creduto di non aver diritto alla felicità. Non mi è stato insegnato come crescere, l'ho fatto sbattendo la testa da una situazione all'altra, facendo quello che pensavo fosse giusto. La solitudine è sempre stata mia compagna anche quando avevo tante persone attorno.

Mi ritrovo a essere una persona con una corteccia forte ma con una fragilità estrema, perché ammettere di non aver capito quanto stavo sbagliando in certi momenti non è semplice, e toglie certezze del proprio valore. Nonostante mi sia innamorata un'infinità di volte, credo di non aver mai capito nulla dell'amore. L'unica cosa che ho imparato è che quello che inculca la società non fa per le mie corde.

Sono diventata egoista, non mi accontento più di nulla, faccio tutto ciò che desidero fare senza ferire gli altri, nei limiti del possibile.

Ora riconosco di avere una famiglia in cui poter essere me stessa con gli sbagli del passato, senza sentire il peso della vergogna di averli compiuti. Un posto dove poter migliorare, dove trovare lo spazio e il tempo di fermarmi per capire dove sto andando e come ci sto andando. Non sono stata una figlia, madre, moglie, amante perfetta; sono stata il risultato delle mie esperienze.

So che tanti ricordi sono ancora congelati e spero rimangano tali in eterno, perché le persone che potrebbero darmi risposte sono in pace, e io non ne sento la mancanza.

Senza rancore.

Mi sono ritrovata e non mi manco più.

È un maschio

di Una mamma

Volevo una femmina.

Non l'ho mai detto ad alta voce, ma ho sempre voluto una femmina, i bambini maschi non mi hanno mai entusiasmata.

Ricordo come ieri quando ho scoperto il sesso di "Ismaèle".

Suo padre, accanto a me, che ha rivolto lo sguardo al cielo ringraziando Allah e mormorando una qualche frase araba, lui voleva un maschio.

Non mi sono permessa di restarne delusa.

A me era andata così perché, già lo sapevo, non potevo replicare la vita dei miei genitori.

Da ragazzina pensavo di fare come loro: sposarmi giovane, fare più figlie femmine, essere una famiglia che si voleva bene ed essere il genitore che mi avevano insegnato a essere.

Ma, tanto, la mia vita aveva già preso tutta un'altra strada, quindi bastava che il bambino stesse bene e sarebbe andata bene. Anzi, probabile che per me fosse meglio così, che non fossi adatta ad avere una bambina.

Mia madre è stata una grande amica, il mio riferimento, la mia persona e io *boh*, per mio figlio sarei stata solo *io*, come veniva, sperando di fare bene lo stesso, a modo mio.

Mi fa ridere che oggi io, testarda come un mulo, mi sia costruita una famiglia che somiglia a quel modello a cui aspiravo pur essendo completamente diversa. Ci sono risate, rispetto, gioia e un pizzico di follia.

Quello che però non avrei saputo aspettarmi è che quel rapporto speciale, di complicità e amicizia, lo avrei avuto proprio con il mio maschietto, così simile a me alla sua età, e io oggi sempre più uguale a mia madre.

Sono stata la prima ad avere un preconcetto di genere credendo che i rapporti dipendessero dal sesso, mentre dipendono dall'amore, dall'affinità e anche dalla fortuna.

E con lui di fortuna ne ho avuta tanta, ma tanta, che oggi lo guardo e non mi capacito di come quel *"è un maschio"* mi sia andato bene.

Sensibilità

di Chicca

Ora che sono adulta e mamma, l'unica cosa che rimprovero ai miei genitori è di non aver colto la mia sensibilità quand'ero ragazzina. Mia madre era troppo impegnata a seguire il figlio che ha rischiato di perdere e che ha sofferto nel partorire. Mio padre, impegnato con il lavoro e il suo hobby. A distanza di tempo, da genitore, ho capito. Ma allora...

A differenza di mia mamma però, mio padre c'è sempre stato. Allora mi seguiva nella scuola e nei miei impegni con lo sport. E più avanti nel tempo, con le mie figlie.

Mia madre, lei, anche ora... non ha mai tempo (e detto da una casalinga, è tutto dire!).

È per questo che ho cercato, nonostante il lavoro, di esserci a 360 gradi per le mie figlie. Cercare di seguirle nel miglior modo possibile, tra lavoro e impegni vari. Nessuno ha il manuale di istruzioni, ma la presenza è il miglior aiuto possibile.

Cerchiamo sempre di migliorarci, senza puntare il dito contro le mancanze degli altri.

Dai loro errori dobbiamo cercare di essere migliori, perché ognuno di noi pensa di fare un buon lavoro, fino a che qualcuno non ci dimostra il contrario.

Normalmente me

di Maria Teresa

Sono nata a settembre, il giorno di Paolo VI. Non per vantarmi, ma ho già un posto in Paradiso assicurato!

Ho vissuto in un piccolo paese della provincia di Brescia. Piccolo, sì, ma a me sembrava il centro del mondo. C'era tutto quello di cui avevo bisogno, tutto ciò che mi faceva stare bene.

La mia è una classica famiglia di quattro persone, non di certo la famiglia del Mulino Bianco, ma una famiglia serena, nonostante le ovvie, piccole vicissitudini della vita.

I miei genitori sono persone serie, per me fin troppo; non ho mai visto nessuno dei due sbilanciarsi né di gioia né di tristezza. Ma la mia è stata un'infanzia piena di tutto ciò che un bambino possa desiderare, o almeno che io potessi desiderare.

Ho sempre avuto un bel rapporto con i miei genitori. Non un rapporto fatto di baci e abbracci, quello no, ma la fiducia che hanno riposto in me qualsiasi cosa facessi o provassi a fare mi ha fatta diventare la donna che sono, fiera di quello che ho costruito fin qui.

Il mio modo di essere un po' particolare probabilmente mi è stato tramandato da qualche antenato di cui non so l'esistenza. Da quel punto di vista la mia famiglia è sempre stata fin troppo normale.

Vedere i miei genitori andare insieme a fare la spesa, andare insieme a camminare, andare insieme ovunque, probabilmente al giorno d'oggi è una cosa piuttosto strana, e io per prima non ho questa indole. Anzi, io amo la solitudine, amo i momenti che riesco a ritagliare per me, anche se con due figlie sono davvero pochi. Amo uscire con le amiche e amo andare a lavoro. Avere una mia indipendenza per me è fondamentale.

Il rapporto con mio marito non è affatto come quello che i miei genitori hanno sempre avuto. Ognuno di noi ha i propri hobby, le proprie passioni, i propri impegni che entrambi cerchiamo di far combaciare con le necessità della famiglia, cercando al contempo di mantenere i nostri spazi.

Forse, l'aver osservato la troppa "dipendenza" dei miei l'uno verso l'altra, mi ha portata all'esatto opposto. Non vorrei mai dover fare tutto insieme per forza. Vivere in simbiosi, per me, è inconcepibile.

La mancanza di coccole e parole affettuose non mi ha impedito di essere una mamma che abbraccia e bacia le sue figlie (senza esagerare).

Il fatto che i miei genitori non utilizzassero questi metodi fisici non mi ha disturbata. Il loro amore lo sentivo, e lo sento ogni giorno, nei piccoli e grandi gesti che in tutti questi anni hanno fatto e continuano a fare per me.

Ho ricordi bellissimi della mia infanzia e adolescenza. Il gioco in strada e con i vicini di casa, le partite a calcio all'oratorio con i cugini, le prime fughe di casa con le amiche di sempre, le uscite in bici per andare a fare il bagno nel fosso vicino a casa... Sono momenti che mi hanno riempito il cuore, e che porterò sempre con me.

Le prime litigate con la mamma, da adolescente, in realtà erano vere e proprie guerre, fatte di battibecchi, frasi dette a metà, porte sbattute, ore in camera a sbollire quel commento poco felice sul mio modo di vestire, sul trucco o qualsiasi cosa non rientrasse nei suoi canoni di decenza. Ci sarebbe da stilare una classifica delle incazzature delle adolescenti verso le proprie madri!

Ad ogni modo, cercavo lo scontro e lo ottenevo. Lei sempre sulle sue, a volte dura, a volte meno, ma senza mollare un colpo. E io alla fine giravo le spalle con le lacrime agli occhi, pieni di rabbia per non aver scalfito quello che io pensavo fosse un muro, senza mai capire che il muro ero io, che lei stava peggio di me, che era solo una maschera che indossava e che quel che le dicevo per lei erano pugnalate.

Mio padre in tutto questo era uno spettatore, in silenzio, senza mai dare torto o ragione a nessuna delle due. Non appena poteva, si defilava insieme a mio fratello.

Ecco, mio fratello. Due anni meno di me, penso di averlo "odiato" per tutta la vita, finché ha deciso di metter su famiglia e trasferirsi in un'altra città.

Siamo sempre stati cane e gatto, non siamo mai riusciti a stare insieme più di dieci minuti senza litigare, anche quando l'età dell'infanzia e dell'adolescenza era passata. Abbiamo sempre avuto un rapporto conflittuale.

Ora che siamo davvero grandi, finalmente ci sopportiamo.

Non posso inoltre non nominare la mia fantastica nonna. Lei, che aveva per me un amore incondizionato, l'unica sua nipote femmina alla quale ha lasciato in eredità la passione per i gioielli che brillano e le paillettes. Lei, così diversa da mia mamma; lei, che quando mi ha lasciata tredici anni fa, mi ha fatto male. Lei, che ancora oggi manca.

Vi ho lasciato un racconto monotono, nessun colpo di scena, nessuna immane tragedia, niente che faccia dire: "wow!".

Ma credetemi, la mia vita finora è stata all'insegna del rispetto, perché questa è la base dell'educazione che quelle due persone speciali che mi hanno messa al mondo mi hanno trasmesso fin dalla nascita.

Rispetto, in qualsiasi forma. Adoro il fatto di aver capito il significato di questa immensa parola, e modestamente credo anche di essere in grado di praticarlo.

Spero che un domani le mie figlie restino fedeli a quello che sto cercando di insegnare loro, ma poi ci penso e credo che alla fine la vita sia fatta di episodi che, più o meno, influiscono sul nostro essere.

Purtroppo non possiamo decidere noi quali e come saranno questi avvenimenti, quindi viviamo la vita giorno per giorno, aspettando quel qualcosa che bene o male ci farà scrivere un nuovo capitolo del nostro essere!

La vita delle donne è un casino

di Romina Quarena

Personalmente, credo di essere un esempio vivente del *caos*.

Mio padre era un uomo bizzarro: poche regole e, quelle poche, assurde. Era un amante della vita godereccia, del buon bere, del buon fumare, e meglio non andare oltre...

Io, da figlia, ne ero completamente affascinata. Stare con lui era spassoso. Mi sembrava assolutamente normale vederlo poco e accettare i suoi perenni ritardi.

Crescendo è sbocciata in me la consapevolezza che le cose non fossero allineate. Che un padre, se bruci scuola, deve sgridarti, e non insegnarti a fare meglio la sua firma.

Gli altri papà erano seri, autorevoli e più presenti. Arrivavano ai colloqui in orario, non facevano battute inopportune e prendevano la vita in maniera matura. Il mio no. Sosteneva che quel tipo di persone fossero solo *infelici*.

Il suo alter ego era il nonno: un uomo burbero e severo, ci teneva alla mia educazione e a insegnarmi il rispetto delle regole, per me stessa. Che fatica discriminare gli insegnamenti dell'uno e dell'altro! Difficile decidere chi dei due avesse ragione, e soprattutto chi prendere come esempio.

Mio papà sembrava sempre spensierato e felice; il nonno si crucciava per ogni cosa. Ho passato l'adolescenza a credermi diversa e assolutamente inadeguata!

Proprio per ovviare a tutte queste sensazioni ho sposato un uomo serio, burbero e un po' violento. Non volevo rischiare di doverlo aspettare come avevo fatto per anni con papà. Così, ho tradotto i primi ceffoni come la punizione idonea per una donna che sorrideva sempre a tutto *e a tutti*.

Poi ci ho pensato profondamente, mi sono scavata dentro a due mani. Non potevo ridere sempre e per ogni cosa, cantare a squarciagola sotto la doccia non è fine. Per farmi accettare e avere una relazione felice dovevo assolutamente cambiare me stessa.

Mio marito aveva ragione, non si ride per un nulla, la casa deve essere in ordine e una donna non parla e saluta tutti. Ci ho provato, mi sono impegnata un sacco. Il risultato non è stato quello che mi aspettavo: ero triste e spenta. Stavo rinunciando gradualmente ai miei sogni e i giorni stavano diventando tutti uguali e privi di emozioni.

La mia luce si affievoliva. Non ero più io, e nonostante tutti i miei sforzi, qualche bello schiaffone lo prendevo comunque. Nessuno merita questa umiliazione!

Allora, forse, sarebbe stato meglio un simpatico immaturo, al quale sarebbero andati bene pasta riscaldata e pop corn per cena? Un uomo con il quale vivere col vento in faccia e un po' fuori dagli schemi?

Sì, senza dubbio! La separazione è stata drammatica, ma la libertà aveva un sapore meraviglioso!

Ho avuto delle avventure? Sì, quelle per cui perdi la testa, ma che te la fanno ritrovare subito dopo. Quelle che ti tolgono il fiato, ma a breve anche la pazienza. Quelle per cui ti rendi conto che non ne vale la pena.

Ricominciai a sentirmi inadeguata. Perché non funzionava niente? Perché il mio principe azzurro non arrivava? Fu ancora una volta la folle saggezza di papà a darmi una diversa chiave di lettura durante una discussione.

Stavamo litigando proprio perché non era mai di parola e mi lamentavo di come lui continuasse a non essere presente. Ricordo le sue parole: "Io non cerco niente! Non devo dimostrare nulla a nessuno, e anche tu dovresti pensarla come me. Dovresti essere felice, indipendentemente da chi hai vicino. Il tuo benessere dipende da *te*, non da un uomo, o da me!".

Quelle parole erano state l'ennesima dimostrazione dell'egoismo dell'uomo che mi aveva messa al mondo, eppure mi fecero riflettere.

Oggi sono una donna che ha puntato sul cavallo vincente, e quel cavallo sono io: rido se una cosa mi diverte sul serio, canto se ne ho voglia e piango se ne ho bisogno. Ho sposato un uomo per amore e perché mi va di condividere un bel pezzo di strada assieme, senza dimostrargli nulla di ciò che non sono.

Sono una donna risolta? Assolutamente no! Ma sto camminando ogni giorno verso la libertà, e spero un giorno di non cadere più nella trappola del giudizio altrui.

Una bambina arrabbiata

di Elena

La mia infanzia non è mai stata felice, ma caratterizzata solo dall'assenza: di mio padre, di serenità, di sicurezza, di soldi. Cinque figli, un padre latitante, una madre con poco istinto materno. Lavorava solo lei per mantenerci. Anche se spesso si cenava solo con caffelatte non mi sono mai sentita povera, perché ci volevamo bene.

Non ho mai visto gesti affettuosi fra i miei genitori, e per quanto li abbia sentiti litigare pochissime volte non li ho mai percepiti come coppia.

Mia madre non mi ha mai detto che mio padre aveva una doppia vita. Ha sempre giustificato le sue assenze motivandole con impegni di lavoro, eppure lui non telefonava mai per parlare con noi, i suoi figli.

Poiché non sapevo mai quando sarebbe tornato, ogni giorno, tornando da scuola prima di oltrepassare l'ultimo incrocio, speravo sempre di vedere la sua macchina parcheggiata... ma ogni giorno era una delusione.

Lo vedevamo un paio di volte all'anno e in quelle occasioni faceva il magnifico: ci portava al ristorante, piccole passeggiate al lago o in altri luoghi che nemmeno più ricordo.

C'è solo una gita che non cancellerò mai dalla mia mente: quando un giorno ci portò senza preavviso al lago a conoscere la compagna e gli altri figli. Ricordo che non ne rimasi stupita. Quella fu la prima e ultima volta che vidi i miei fratellastri.

Forse questo era stato il suo modo per farci capire che aveva preferito loro a noi; venni poi a sapere che si erano trasferiti in Australia. Oltre alla sua assenza fisica, alla sua incuria nei nostri confronti, c'era anche il problema economico, perché mia madre con cinque figli faceva fatica ad arrivare alla fine del mese.

A peggiorare la situazione erano le umiliazioni che la gente si sentiva in diritto di farci patire. Non c'era un uomo in casa e mia madre non è mai stata una leonessa.

Tra noi fratelli ci volevamo bene, ma litigavamo spesso.

Io stravedevo per mia sorella maggiore, che aveva nove anni più di me. Lei ci ha fatto da madre finché non ce l'ha più fatta, e si è trasferita a vivere a Venezia. Là frequentava l'università e si manteneva con il presalario.

Io ero la seconda, la più ribelle, quella che faceva una questione di principio per ogni cosa. Facevo il diavolo a quattro per le situazioni che vivevo come ingiuste, ma ho sempre rispettato le regole.

Mio fratello, unico maschio, era il preferito della mamma, forse perché non sapeva gestirlo e lui era molto problematico. La mancanza di una figura maschile si faceva sentire molto.

Avevo un'altra sorella, minore di 2 anni rispetto a me. Era considerata la piccola, quella buonina; in realtà si è sempre fatta gli affari suoi. Se non aveva il permesso di fare qualcosa, invece di impuntarsi (come me), la faceva di nascosto. Lei non mi ha mai amata molto.

Mia sorella minore, invece, otto anni meno di me, praticamente l'ho cresciuta io, rinunciando spesso allo svago con le mie amiche. L'amavo molto, mi sentivo molto responsabile di lei, ma evidentemente devo aver sbagliato qualcosa, perché lei non mi parla più da vent'anni e non conosco il motivo del suo silenzio.

Avendo sempre sentito mia madre parlare bene di mio padre, da piccola l'avevo idealizzato; crescendo ho capito che era un vero *stronzo* a cui non importava niente di noi. Ho tramutato quindi l'ammirazione in rancore, incolpandolo dell'abbandono e di tutte le conseguenze che ne sono derivate.

A quindici anni, con una telefonata, lo informai che per me lui era morto; passato il rancore non mi importava più nulla di lui.

Non ho provato nulla nemmeno quando sette anni fa ho saputo della sua morte. Zero, nessuna emozione. Sembrerà impossibile, ma è la verità.

Nel rapporto con l'altro sesso non ho mai avuto una figura di riferimento, quindi non ho mai sognato di sposare il principe azzurro. In verità, non ho mai desiderato nemmeno di sposarmi.

Quando a sedici anni, dopo il mio primo rapporto sessuale completo, rimasi incinta, non volli sposare il padre di mia figlia, con il quale continuai il rapporto (senza nemmeno convivere) fino ai ventitré anni.

Mia figlia morì a soli diciotto giorni.

Nemmeno in quella occasione mio padre mi fece una telefonata o mi scrisse due righe. Non mi aspettavo di sentirlo e quindi non mi procurò sofferenza la sua assenza: fu solo l'ennesima conferma di che persona fosse.

Nella mia vita mi sono innamorata solo due volte: del padre di mia figlia e di mio marito.

All'inizio follemente innamorata e cieca, tanto che la figura di uomo che amo è tutta nella mia testa, ma più il tempo passa e più li conosco, e meno li amo.

Pur essendo diversi sotto moltissimi aspetti, entrambi sono figli unici, gelosi e possessivi. Nonostante io abbia sempre lasciato loro tutta la libertà possibile, abbia spiegato loro che il loro atteggiamento mi soffocava, ho speso fiumi di parole inutilmente, perché loro non sono cambiati.

Perché subisco? Me lo sono chiesta tante volte.

Forse perché vogliono solo me? Forse perché non sono capace di lasciarli? Forse perché, anche se vorrei stare da sola, non ne sono capace? Forse perché voglio essere importante per qualcuno?

In realtà gli uomini sono egoisti e prima vengono sempre loro.

Può essere che il mio sia un punto di vista un po' viziato dalla mia esperienza, ma di uomini ne ho conosciuti tanti, per lavoro, per amicizia, per mille motivi. Ma ho visto che nella coppia, anche quelli che come amici sono aperti e altruisti, con le loro compagne si rivelano egoisti.

Non ho una buona opinione degli uomini. Può darsi che io sia prevenuta, ma nessuno mi ha ancora smentita comportandosi diversamente.

Se non ti prendi i tuoi spazi con i denti, loro non te lo lasciano. Io questo spazio non me lo sono presa, è tutta la vita che lotto per qualsiasi cosa, niente mi arriva mai facilmente.

E sono stanca.

Mia madre pretendeva da me, e lo ha fatto fino alla fine dei suoi giorni, ciò che non ha mai chiesto agli altri figli. Ho sempre discusso con lei per questo motivo, ma non sono mai riuscita a negarmi. Ci sono sempre stata ogni volta che lei ha avuto bisogno di me, nonostante tutto; non mi ha mai né ringraziato, né elogiato, se non nell'ultimo anno della sua vita.

Narra la leggenda che io fossi la preferita di mio padre, questo diceva mia madre. Peccato che mio padre non lo abbia mai dimostrato, e che questa favola - perché di questo trattasi, probabilmente - che esisteva solo nella fantasia di mia madre, mi abbia procurato solo astio da parte di mia sorella.

Doveva essere una favola, la mia vita, invece avevo un padre assente e una madre per niente tradizionale. Niente colazioni o pranzi preparati con amore, nessun interesse nel sapere come stavo. Nella mia famiglia niente era normale.

Abbiamo sempre avuto parecchia libertà, potevamo parlare di tutto in casa, mia madre si fidava di noi. Doveva farlo per forza, essendo lei sempre a lavoro, facendo anche turni notturni.

Il sesso in casa non era tabù, anche se non se ne parlava praticamente mai. La nostra casa era aperta agli amici, ma le uniche ad averli portati in casa siamo state io e mia sorella maggiore.

Tornando all'educazione ricevuta, ricordo che per parecchio tempo, ogni volta che mia madre rifaceva il letto di mio fratello - solo il suo, precisiamo - io glielo disfavo, perché lo trovavo ingiusto.

Quando mio fratello finalmente si sposò, si ritrovò a pulire la sua casa e a dover anche stirare, con una moglie che non lo aiutava. Forse era il prezzo da pagare per essere sempre stato privilegiato in casa nostra.

Della mia infanzia e adolescenza ho tanti ricordi negativi del comportamento di alcuni uomini.

Un tale si avvicinò in auto chiedendo un'informazione, e mi resi conto che si stava masturbando.

Un amico di famiglia, padre di cinque figli, mentre ero in macchina con lui prese la mia mano e se la mise sulla patta.

Un tale girava per il paese avvolto da un mantello nero, e quando mi vedeva lo apriva e mostrava le sue nudità.

Al cinema un giorno venni palpeggiata senza permesso da un uomo che non conoscevo; in cambio ricevette uno schiaffo.

Capitò anche che un giorno sull'autobus un ragazzo seduto dietro di me si stesse masturbando; la gente era indifferente, io infastidita mi spostai ma lui mi seguì, suonai il campanello per scendere e quando le porte si aprirono lo scaraventai giù.

Ci sono altri episodi che non sto a elencare, ma mi chiedo: *quanti problemi hanno gli uomini?*

Ora le mie reazioni sarebbero diverse, ma da ragazza mi spaventavo molto. Non ho mai parlato di questi episodi in casa per paura che non mi facessero più uscire.

La mia poca stima per gli uomini mi ha indotta a non volere un figlio, perché un figlio ti lega a vita al padre, e per me è un condizionamento molto penalizzante. Quindi ora mi chiedo: perché mi sono sposata e ho avuto un figlio?

Effettivamente mi sono sposata a seguito di un out-out da parte del mio partner. Anche se effettivamente non ero obbligata a questa scelta, non ero pronta a restare da sola. Il figlio è arrivato e non ho voluto abortire, non aveva senso, ma la paura che potesse morire anche lui era tanta; mio marito, invece, era la persona più felice del mondo. Ovviamente ora adoro mio figlio, tutta la nostra vita è stata in funzione sua e non ci rinuncerei per nulla al mondo.

Ammetto che però ho sbagliato anche con lui. Sono stata sempre troppo ansiosa nei suoi confronti e lui mi ha rimproverata più volte per questo, e anche del fatto che non mi sia mai fatta valere nei confronti di mio marito. In realtà ho litigato moltissimo con mio marito, ma non ho mai voluto farlo davanti a mio figlio. Davanti a lui ho sempre fatto la debole che subiva.

Mio marito questo non lo ha mai capito, e credo che mai lo capirà.

Che fantastica storia è la vita

di Baby

Eccomi! Nasco quarantasei anni fa da un matrimonio che sarebbe finito quando di anni ne avevo dodici, da una madre che ha sempre messo tutto e tutti prima di me, sua figlia.

Fortunatamente ho avuto una nonna che mi ha cresciuta come fosse mia madre. Credo che l'amore che ho ricevuto da lei io non l'abbia mai ricevuto da nessuno, e mai più lo riceverò da nessuno, nonostante sia mamma di tre figli e felicemente sposata da ventidue anni. Quell'amore era veramente puro, gratuito e incondizionato.

La separazione dei miei genitori è stata veramente difficile - era il 1990, in un piccolo paese dove tutti si conoscevano. Io decisi di rimanere con papà, ma lui soffriva come un cane, perché la sua donna, la sua vita, se ne era andata con un altro. Mia mamma non si oppose alla mia decisione.

Ci aveva lasciato anche molti debiti, e i nonni ci diedero un aiuto incredibile. Non dimenticherò mai le sere in cui, a piedi, da casa dei nonni tornavamo a casa nostra... quante volte ho visto mio padre piangere.

E io con le lacrime solo nel cuore, perché non potevo e non volevo farmi vedere fragile, volevo solo confortarlo come potevo; sopprimevo la mia delusione, la mia rabbia e il mio dolore per essere di supporto a lui e a tutta la famiglia che stava soffrendo per la situazione.

Per un paio d'anni, quando ero sola in casa, sfogavo la mia rabbia. Due anni che mi hanno modificata e fortificata, e solo adesso capisco che hanno anche fatto crescere dentro di me il senso di solitudine, perché nessuno mi guardava nel cuore. Forse perché io per prima mi mostravo forte agli occhi degli altri.

Purtroppo sembrava che la vita volesse a tutti i costi mettermi alla prova, ma questo l'ho capito solo crescendo.

In famiglia c'erano due persone che si approfittavano di me. Già all'età di otto anni mi coinvolgevano in "cose", facendomi credere che fossero giochi e che potessi fidarmi di loro.

Sono ricordi che porto dentro da anni e gli strascichi ancora ci sono; credo sia una ferita che non guarirà mai del tutto.

Per anni mi sono sentita sbagliata e sporca. Con il tempo, lavorando su me stessa ho capito che non era colpa mia, ma del comportamento di quei due esseri; anche affrontandoli da adulta mi sono sentita rispondere che non si erano pentiti, perché mi volevano bene e quello era stato il loro modo di dimostrarmelo.

Non ho parole!

Cresco e arriva il primo amore: mi innamoro a quindici anni di un ragazzo che mi rapisce il cuore, la vita, la mente e l'anima. Tutto, insomma.

Iniziai a sognare, a sentirmi felice e leggera come non lo ero mai stata prima. Sentivo che finalmente qualcosa di bello stesse arrivando a me, lo vivevo appieno, lui il mio ossigeno, la mia aria... ma dopo due anni e mezzo scoprii di essere incinta.

La situazione era molto difficile e decidemmo di interrompere la gravidanza. Ero minorenne, quindi facemmo tutto di nascosto, andando in tribunale per avere il consenso per l'interruzione di gravidanza.

Il dolore di dovermi staccare da quell'esserino che stava crescendo dentro di me fu tanto: io in cuor mio non lo volevo lasciare, ma avevo paura di dirlo a mio padre.

Lui (mio padre) aveva da poco conosciuto quella che poi è diventata la sua compagna di vita, mia MADRE. La paura di intaccare la loro felicità e la paura di perdere il mio ragazzo mi convinse che fosse la cosa più giusta da fare. L'ennesima ferita che sarebbe rimasta, indelebile, con le altre cicatrici.

Purtroppo lui dopo poco mi lasciò, perché aveva bisogno dei suoi spazi, di divertirsi con gli amici. Io con la morte nel cuore, che lo amavo più di ogni altra cosa al mondo; io che vedevo la mia vita con lui e la sua famiglia, che adoravo... era tutto finito.

Continuai a crescere e iniziò la mia ribellione. Iniziai a frequentare una compagnia del paese, di bravi ragazzi ma un po' troppo festaioli, diciamo, e iniziai anche io a divertirmi: andando in discoteca, facendo uso di droghe, dalle leggere alle pesanti.

In quegli anni (come li chiamo io, *gli anni d'oro*) ebbi un paio di storielle non molto importanti. Poi, finalmente, incontrai quello che sarebbe diventato il mio attuale marito.

Mi accorsi da subito che non era uguale agli altri: era diverso, lo vedevo sincero, quella sincerità che intorno a me era quasi sempre mancata.

Mi innamorai perdutamente. Sette anni di fidanzamento, che non sono stati idilliaci perché io gli ho permesso di trattarmi male, non come si dovrebbe trattare una ragazza che ti ama; nonostante tutto, non riuscivo a staccarmi da lui e a immaginarmi senza di lui.

Volevo a tutti i costi creare una famiglia tutta mia e ci riuscii, sopportando. Finalmente mi sposai, e dopo due anni nacque il mio primo figlio.

Non potevo immaginare che solo in quel momento avrei capito davvero cosa fosse l'amore. Lui è stato, ed è, amore puro incondizionato, la parte migliore di me, è la cosa più bella che potessi fare nella vita; lui, che crede in me più di quanto ci creda io.

Abbiamo un carattere molto simile, quindi ci *scorniamo* ogni tre per due, ma abbiamo un legame fortissimo. Con lui sono tornata ad avere fiducia nella vita.

Dopo quattro anni la cosa si riconfermò con la nascita del secondo figlio: altro miracolo dove l'amore si moltiplica per due, quell'amore che solo i figli ti fanno provare.

Dopo altri due anni arrivò la mia terza figlia, una femmina. Lì finalmente iniziai a credere di poter costruire quel rapporto madre e figlia che io non avevo mai avuto. Una piccola me, con cui creare finalmente un legame di alleanza, un rapporto di piena fiducia e stima.

Ho avuto la fortuna di vivere il mio matrimonio serenamente, con gli alti e bassi che penso tutti vivano. Per molto tempo non è andato tutto benissimo, anzi, il matrimonio ha attraversato una seria crisi, ma ho sempre lottato per farlo funzionare al meglio. È stata veramente dura, ma per nessun motivo avrei potuto far passare ai miei figli quello che io avevo vissuto durante la separazione dei miei genitori.

Però, un passo indietro io e un passo indietro lui, arrivò un momento in cui non ce la facevo più: posi un ultimatum, le cose dovevano cambiare.

Mio marito capì che non stavo scherzando. Avevo la morte nel cuore, la paura mi soffocava, non accettavo di essere arrivata a questo punto, io che avevo lottato così tanto e sopportato i suoi atteggiamenti scorretti. Stavo rischiando di perdere tutto.

Arrivò così sul nostro matrimonio una bomba, per colpa mia. Lui aveva definitivamente perso la fiducia in me, perché in quella confusione avevo fatto un disastro economico a sua insaputa. Avevo colmato i vuoti della mia vita con costosi beni materiali. Per anni ho cercato di rimediare a quell'errore, ma ogni giorno pesava sempre di più.

Sapevo di aver sbagliato, di averlo deluso, ma il prezzo da pagare con la sua sfiducia, con la sua chiusura totale, con il rinfaccio ogni giorno del mio errore, mi fece sentire di non poter più sopportare quella tortura, benché non negassi le mie colpe. In quella situazione lui capì che mi stava perdendo, e mi diede la possibilità di andare verso di lui: ci ritrovammo a camminare nuovamente insieme, fianco a fianco.

Quella fu per me l'occasione di tirare fuori tutta la mia debolezza e la mia forza: gli comunicai la mia decisione di non poter più tollerare i suoi modi sgarbati. Contrariamente a quanto mi aspettassi lui mi aprì il suo cuore e lì ricominciò la nostra vita di coppia. Ci sono voluti ventisei anni per arrivare a questa evoluzione, ma ci siamo riusciti.

Ho sempre creduto, anche nei momenti più bui, che sarei stata ripagata per la tenacia che avevo messo nel volerci provare fino alla fine, e così è stato.

Nel frattempo persi la mia amata nonna. Fu un lutto gravissimo, sotto ai miei piedi si aprì una voragine, un colpo al cuore, non avevo mai provato un dolore così forte. Non pensavo di uscire viva da quella notizia: se ne era andata, ed era come se a me avessero staccato il filo della ragione e della vita. Lei, l'amore puro, non era più con me.

Penso che la sensazione di vuoto che ha lasciato dentro di me non svanirà mai, e cerco tutti i giorni di colmare la sua assenza con i suoi insegnamenti, con le sue parole, con i nostri ricordi di quegli anni di vita assieme.

In quegli anni arrivai a pesare 122 kg. Mascherai bene il mio dolore, il mio disagio, il mio odio verso quella figura che vedevo nello specchio. Provai più e più volte a perdere peso, ma incassai solo fallimenti uno dietro l'altro, finché arrivò un'altra opportunità a cui, con tante remore per paura dell'ennesima delusione, scelsi di mettermi ancora una volta in gioco e riprovarci.

Riuscii a perdere 45 kg. Questo sforzo mi ha permesso di rialzarmi, di alzare la mia autostima, di vedere la vita a colori e non più grigia, di avere voglia di mettermi in gioco e andare a prendermi la vita che ho sempre sognato, meritato.

Se come moglie e mamma sono appagata, esisto anche come donna, ma come tale sono infelice. Ho sempre pensato alla mia famiglia, ai miei genitori, ai miei nonni, agli amici, ma non ho mai pensato a me stessa.

Questa nuova opportunità e la grande crescita personale mi ha dato modo di capire molte cose a cui non avevo mai pensato: se io per prima non mi prendo cura di me stessa, nessuno lo potrà fare al mio posto; se io non mi voglio bene e non mi perdono per gli sbagli commessi, non potrò mai sentirmi libera di essere felice.

Di vita ne ho una sola, domani non è un giorno in più ma è un giorno in meno; devo essere d'esempio per i miei figli con quello che faccio, non con quello che dico, perché loro seguiranno quello; se una cosa non ti va bene cambiala, perché ripetendo le stesse dinamiche non cambierà mai niente, e il tempo intanto scorre.

Anche dopo un lungo inverno torna la primavera, perché è così che vanno le cose. Dopo ogni notte, anche la più lunga, l'alba arriva: è il ciclo di quella cosa chiamata vita.

Non sono nessuno per avere l'arroganza di pensare di sapere tutto e che non posso più sbagliare, perché si impara solo attraverso l'esperienza della vita. Adesso sono fiera di quello che sto diventando, della crescita e dell'impegno che metto ogni giorno per lasciarmi tutto alle spalle, per migliorare come persona.

Ogni singolo giorno, sempre di più, voglio la vita che merito di avere, per tutto quello che ho subìto e vissuto fino a ora: lotterò fino alla fine per raggiungere i miei obiettivi e imparerò a mettermi al primo posto, senza togliere niente a nessuno.

Ho deciso che la persona più importante della mia vita sono io.

Mi resterò vicina sempre e per sempre, anche se gli eventi saranno tanti, anche se alcune persone se ne andranno, anche se le cose cambieranno, l'unica persona che sarà ancora lì con me sarò soltanto io. So che se io non sto bene con me, non funzionerà niente intorno a me.

Voglio riscattarmi dai miei errori, voglio migliorarmi ogni giorno, voglio costruire il mio futuro, il nostro futuro insieme. Voglio che i miei figli, mio marito e i miei genitori abbiano sempre la luce negli occhi quando mi vedono, siano orgogliosi quando parlano di me, ma io in primis voglio essere orgogliosa di me stessa, per non avere mai mollato anche quando non vedevo via d'uscita, e sono arrivata addirittura a pensare che fosse arrivato il momento di farla finita.

Voglio guardarmi ogni giorno allo specchio, darmi una pacca sulla spalla e dirmi *brava*. Brava, perché non ho mai mollato e sto diventando la donna che volevo essere; brava, perché guardandomi allo specchio mi piaccio per quello che vedo.

Voglio essere il ricordo più bello da lasciare di me quando tra cent'anni me ne andrò; voglio che la mia voglia di vivere, di cambiare, di aiutare, di sognare, sia l'insegnamento che lascerò ai miei figli.

Se una cosa la vuoi veramente, troverai il modo di raggiungerla e ne sarà valsa la pena.

Quello che voglio dire ad ogni donna è: non farti andare bene le cose che non vanno bene, non avere paura.

Ascoltati, dentro di te sai bene che le cose cambiano se cambi tu. Lo so che sei spaventata dalla scelta che dovrai fare, ma è molto più spaventoso vivere quello che stai vivendo ogni singolo giorno. Te lo devi.

Questo è il miglior augurio che faccio a tutte le donne che stanno affrontando momenti più o meno difficili, ma anche a quelle che non hanno problemi.

Teniamo sempre la concentrazione sull'obiettivo di essere felici, perché siamo le persone più importanti della nostra vita.

Con questo vi saluto con un caldo abbraccio, grazie a tutte.

Sono stata brava

di Fresia

C'è una linea sottile, a volte impercettibile, che ci unisce ai nostri genitori, ai nonni, ai bisnonni. Alcuni modi di essere, di affrontare le situazioni e gestirne le conseguenze li ereditiamo da loro, forse ce li beviamo già col liquido amniotico.

Sono stata una bambina molto amata, non ho subìto abusi o violenze di nessun genere, nulla di sconvolgente, eppure anche io mi sono trovata, dopo relazioni sbagliate sia sentimentali che amicali, a chiedermi il perché di certe mie scelte.

Come sempre succede, si parte da qualcosa che ci ha molto addolorati nel presente e poi si va a scavare nel passato. Certo, è abbastanza facile pensare che l'origine di tutto siano i rapporti disfunzionali in seno alla famiglia. Sicuramente, se c'è un conflitto, c'è un problema o una relazione che meritano di essere indagati. E chi non ha un rapporto disfunzionale o problematico con qualcuno in famiglia?

Ovviamente anche io avevo il mio: so che buona parte del mio modo di essere è legato a questo, ma a volte quello che ci ferisce non è solo necessariamente qualcosa di negativo, eclatante e distruttivo, o non solo. A volte possono essere delle frasi o degli atteggiamenti apparentemente positivi che nascondono un giudizio o delle aspettative nei nostri confronti; spesso dipende da come noi le abbiamo interpretate e vissute in quel momento specifico della nostra vita.

Sono figlia unica, unica nipote femmina, la coccolata di casa... eppure da piccola, dopo aver provocato accidentalmente un danno in casa, mi sono nascosta: non ero stata brava.

Nessuno mi ha mai picchiato o sgridato eccessivamente.

Ho sempre percepito la mia famiglia, fin dalle origini più lontane a me conosciute, come una famiglia matriarcale: la mia bisnonna, mia nonna e mia madre, anche se per situazioni e in modi diversi, si sono trovate a sostenere la famiglia da sole, sia economicamente che emotivamente, per tempi variabili.

C'è questo senso del dovere, inteso non solo come ciò che è bene o socialmente giusto ma il dover sostenere, anche a proprio discapito, persone o situazioni, essere il perno per non lasciare che tutto crolli; risultare vincenti nel sacrificio.

Le figure maschili in genere sono state portatrici di problemi e comunque non supportanti.

Non ci siamo tramandate tutto ciò razionalmente, però la storia e le scelte delle nostre antenate trasudano questo senso del dovere, del sacrificio e ci sono state raccontate con ammirazione o a volte con la tristezza di qualcosa di ineluttabile.

Quando ho cominciato ad indagare le mie dinamiche relazionali è stato impegnativo, doloroso, mi sono anche molto arrabbiata, con gli altri ma più spesso con me stessa.

In parte perché di fondo non è colpa degli altri se si decide che il nostro limite di sopportazione è molto alto, ma in parte anche perché non si possono cambiare gli altri.

Ho parlato tanto, scritto molto e questo mi ha aiutata a buttare fuori tutto, anche e soprattutto ciò che per pudore o perché "sono brava" non avevo avuto il coraggio di dire a voce alta.

Sicuramente negli anni ho acquisito maggiore consapevolezza di me, ho imparato a dire qualche no, anche se mi costa fatica.

A quel punto ho pensato di aver terminato il mio percorso.

Invece, quando pensi che sia tutto risolto, la vita scombina le carte: mi sono trovata in una situazione in cui tutto gravava sulle mie spalle, ma in questa situazione io stavo proprio male. Ho vissuto il mio dover esserci, da sola, con molta insofferenza. Ero dispiaciuta per la situazione ma non riuscivo a sentire empatia per quella persona, mi dispiaceva che stesse male ma mi dispiaceva molto più dover essere io a occuparmene.

Tuttavia "sono stata brava" e me ne sono occupata.

La cosa più difficile è stata accettare il mio sentire ma soprattutto riconoscermi il diritto di quel sentire: posso provare compassione, riconoscere il valore di una relazione alla quale non mi posso sottrarre anagraficamente ma non sono tenuta a provare rispetto, amore o stima o addirittura avere voglia di passare del tempo con una persona. E questo non fa di me una cattiva persona.

Non è facile neanche adesso, devo sforzarmi di ricordarmelo perché c'è sempre qualcuno pronto a dirti cosa sentire, cosa dire, come dovresti comportarti. A solleticare il senso di colpa, che è sempre in agguato.

Al momento questa è la mia sfida più grande ma sono sicura che ce ne saranno altre: conoscersi, accettarsi e volersi bene è un percorso che dura tutta la vita perché noi siamo in continua evoluzione. Col tempo cambiano i nostri valori di riferimento, le nostre priorità, le nostre necessità.

Diventare genitori poi è un'ulteriore sfida: non ricadere in certi meccanismi è davvero difficile a volte, e più consapevolezza si ha, più domande ci si fanno.

A volte vorrei davvero vivere tutto con più leggerezza.

Ecco, magari questo sarà uno dei prossimi obiettivi.

Io e le mie moltitudini

di Aura

Eccomi, come al solito ridotta all'ultimo minuto, ma è la mia natura e non importa. Quello che conta è esserci, sapere che ora, in questo momento, sono così, e mi voglio accettare per quella che sono.

Ti racconto uno dei periodi più cupi e faticosi della mia vita finora.

Ti sarà sicuramente capitato di sentire parlare in famiglia di una persona conosciuta che è caduta in depressione, e in quel momento avrai sicuramente ascoltato con distacco e distrazione o con semplice curiosità.

Io ricordo che mia mamma e mia nonna, in casa, parlavano di questa "bestia nera" e io, che sentivo, mi domandavo come potesse venire una cosa del genere, senza sintomi fisici, senza dolore fisico.

Sì, perché noi riconosciamo il dolore solo se lo sentiamo sulla nostra pelle, solo se è fisico, ma non riconosciamo (o non vogliamo riconoscere) quello profondo, quello che hai addosso come una seconda pelle, come un abito che la sera, prima di andare a dormire, vorresti togliere, ma non ci riesci. Quello che la mattina non vuole farti alzare dal letto, che ti fa guardare la tazza della colazione senza avere voglia di riempirla.

Sulla tavola ad aspettarmi ci sono cinque barattoli che da troppo tempo sono al posto in cui dovrei mangiare, sulla tavola. Li fisso, nella speranza che scompaiano ma nulla, tutte le mattine sono ancora lì. Questa è la "bestia nera", che chiama tutte le notti senza proferire parola, che inchioda gli occhi al soffitto e si ciba solo di pensieri negativi.

Quando ho capito che la depressione si era impadronita della mia anima ho deciso di affrontarla cercando di capire il perché fosse successo. Ora la conosco bene e sto cercando di capirla, comprenderla, accoglierla e accettarla, perché non sarà per sempre. Possiamo farci aiutare, accompagnare, seguire, ma la marcia la dobbiamo inserire noi, a noi tocca schiacciare l'acceleratore per la ripresa.

Tutto ciò che ti sto raccontando, non è successo in breve tempo.

Ci sono voluti anni, nel mio caso, per rendermi conto della situazione, perché ciò che si fa prima di arrivare alla consapevolezza è solo e sempre *negare*. Mi ripetevo: "non può essere successo a me, impossibile per come sono io, sempre pronta, sul pezzo, organizzativa, propositiva, solare, ma no!, ora mi prendo un po' di vitamine e torno come nuova".

La cosa che non ti fa riconoscere la condizione in cui sei è il non toglierti mai l'armatura, non abbassare mai la spada, non togliere mai l'elmo e soprattutto non abbassare mai lo scudo. Rimanere sempre in protezione, una protezione invisibile tra te e il mondo, dalla quale niente può uscire e nulla può entrare.

Questa condizione fa sì che tutte le nostre debolezze non vengano mai alla luce e che tutto ciò che dovremmo invece accogliere rimanga fuori, e continuiamo a vivere nascoste in un corpo di cui l'anima è stata costruita a piacimento di ciascuno.

È cominciato tutto sei anni fa con la perdita improvvisa e drammatica di una persona cara in famiglia. Non accettare ciò che era successo e reagire al dolore chiudendomi in me stessa ha fatto sì che fossi etichettata come la menefreghista, colei che non pensa al dolore altrui. Era invece il mio modo di proteggermi.

Da qui è iniziata la mia caduta verso il basso.

Dopo un anno circa, cogliendomi impreparata, mia figlia è entrata nella fase adolescenziale. È stata una doccia molto fredda perché non si è risparmiata su niente, combinandone di tutti i colori - ci sta, per crescere hanno bisogno di fare molte esperienze, ma alcune poteva davvero risparmiarcele. L'adolescenza e la prigionia forzata non vanno proprio di comune accordo.

Anche se sembrava che lei avesse invece accettato quel lutto, non fu proprio così... Anzi.

Con lei ho capito che le persone che abbiamo accanto ci aiutano a lavorare su noi stessi, in qualche modo, e con mia figlia è stato proprio così. Nel suo percorso adolescenziale ho scoperto di avere un immenso dono della pazienza, ho riscoperto l'ascolto, la comunicazione verbale e la comprensione.

Con la mia *tata* (è così che chiamo mia figlia) siamo arrivate a ferro e fuoco: giornate di urli e insulti, e a volte anche qualche schiaffo. Ero io che non capivo che era il momento di lasciarla andare; non è stato per nulla facile accettare che mia figlia stava crescendo e diventando una persona con le proprie richieste e i propri bisogni.

Ci ho lavorato tanto, anche con l'aiuto di una persona esterna, e ora sono molto soddisfatta del rapporto che abbiamo. Qualche volta ancora ci mordiamo, ma senza lasciare segni, e questo è l'importante.

Arriviamo ora al cuore del mio malessere, perché è proprio da lì che è nato.

Si parla tanto del vissuto di ogni persona e di come possa influenzare il presente, ma io non ne sono poi così sicura.

Secondo la mia esperienza, influiscono molto le persone che ci stanno accanto e quanto noi ci aspettiamo da loro. Incorriamo così in un grave errore, però, perché vorremmo che le azioni del nostro prossimo fossero perfettamente corrispondenti a quanto fantasticamente ideato nella nostra mente, spesso predisponendoci a grosse delusioni.

Questo sarà il lavoro più difficile e lungo che dovrò fare su me stessa: non aspettarmi che gli altri si congratulino con me per ciò che faccio, ma essere io la prima a farlo nei miei confronti.

Io amo essere riconosciuta e apprezzata da chi mi sta accanto per le cose che faccio, piccole o grandi che siano, ma devo capire che non tutti vedono e osservano con gli occhi del cuore, perché la concentrazione su se stessi è sempre al primo posto per tanti.

Ecco perché il titolo del mio racconto è: *"Io e le mie moltitudini"*.

L'accettazione dell'*io* prevede di apprezzare le proprie diversità. Non esiste un buono e un cattivo, un bello e un brutto, un generoso e un avaro: esistono le moltitudini di persone che vivono in te, e che vanno accettate e amate in qualsiasi espressione.

E qui torniamo al discorso iniziale: dobbiamo imparare a toglierci l'armatura e a far vedere anche i nostri lati deboli e oscuri, che ci rendono vulnerabili e che non vorremmo mai far emergere per paura del nostro e dell'altrui giudizio, ma più le teniamo nascoste e più ci indeboliscono. Non ci aiuta tenerci sempre addosso tutto quel peso.

Dobbiamo accettarci, e di conseguenza farci accettare, anche con i nostri difetti. Solo così riusciremo ad annientare la "bestia", che non avrà più di che nutrirsi. Saremo più luminose, raggianti e leggere, mostrando anche le nostre debolezze senza vergogna.

La figura che ha avuto un ruolo importante nella mia vita è mio marito, in questo mio periodo evolutivo lui ha fatto la differenza. Abbiamo avuto dei vissuti completamente diversi che hanno faticato molto a coesistere, e tutt'ora non è facile.

Dopo la nascita dei figli mi sono sentita sola e incompresa, con un uomo che (giustamente) ha continuato la sua vita e i suoi hobby, perché tanto a casa c'era chi si occupava di tutto il resto.

Per anni ho anche apprezzato la vita da mamma a tempo pieno. Avevo perso il lavoro e mi dedicavo completamente alla casa e ai figli, che hanno sicuramente gioito di questa situazione. Spesso però quelle quattro mura le ho trasformate in una gabbia in cui rifugiarmi, senza accorgermi che stava diventando la mia prigione.

Per mio marito invece era tutto a posto. Lui, cresciuto con la figura femminile di riferimento sempre presente in casa a gestire tutto, mentre l'uomo era fuori casa a lavorare e a coltivare tutte le sue passioni. Non ha assolutamente giocato a mio favore, anzi.

Abbiamo dovuto fare un lungo e difficile lavoro che sta proseguendo tuttora, per cercare di collimare il nostro convivere più serenamente.

La solitudine, ma soprattutto la mancata comprensione da parte del mio punto di riferimento, mi ha causato un allontanamento da lui e soprattutto uno scompenso del mio equilibrio psicologico. "Perché mio marito non mi comprende, non mi ascolta, non mi sente, non mi sostiene?", mi chiedevo. Tutto questo ha contribuito alla costruzione della famosa armatura, giorno dopo giorno sempre più rigida e sempre più pesante.

Non dovremmo sempre dimostrare ciò che ci siamo costruite nel tempo e ciò che piace agli altri. Siamo così, autentiche nel bene e nel male, e così dovremo essere apprezzate da chi avrà l'ONORE di percorrere un tratto di vita accanto a noi.

13*

di Caterina dei Luigi

È arrivato Natale. Mamma quest'anno ha deciso che donerà ad ogni figlia un suo monile.

Io non ho dubbi: sceglierò la parure di perle che orgogliosa ho sfoggiato nel giorno del mio matrimonio; il regalo che hai fatto a mamma, tua figlia, per il suo diploma, che porta in sé la tua energia di protezione perché so che tu, nonnina, hai sempre vegliato e veglierai su di me.

Ora la tengo in mano, come un rosario passo tra le mie dita una sfera alla volta, quasi a contare gli anni che sono passati e come in un sogno mi ritrovo nel ventre che mi generò, in quel luogo caldo ed accogliente che quel lunedì notte abbandonai per la mia avventura terrena.

**

Eccomi qui, che spazio immenso e che luce abbagliante: non sento più la voce della mia mamma.

Dove sono finita? Dopo una pizzicata mi avvolge qualcosa in testa, mi nutrono per via endovenosa perché sono troppo piccola, spiegano ai miei genitori. Sento odori nuovi, sento come delle grida... dov'è la mia mamma?

Sento strilli, altre voci come la mia che chiamano "mamma, mamma". Sono sola, piccola, spaventata.

Non sono più cullata dall'acqua, non sono più protetta dal freddo e dai suoni assordanti. Dove sono? Provo tanta paura, tanto dolore, la mia mamma non mi vuole più?

Non sento neanche la voce di papà: cosa devo fare per avervi qui con me?

Sento che qualcuno si avvicina e apre lo sportello: ecco il sapore di mamma, del suo latte, ma il suo corpo caldo e profumato non c'è.

Sento la voce di papà che chiede ai dottori se sto diventando più grande. Non rispondono, bisogna attendere...

La pazienza è una virtù che non mi appartiene; l'ho già capito, ma devo impegnarmi, devo crescere: hanno detto che se lo faccio mi mandano a casa.

*

L'obiettivo è grande, ma ci riesco. Finalmente l'odore di mamma, i baci di papà. La mamma però è triste, mi chiedo se non mi voleva a casa.

Ecco la voce dei nonni, gli zii, i cugini; fanno festa dopo avermi bagnato la testa. Sto crescendo, la mamma deve tornare a lavorare e io non posso stare con lei, ma c'è Gabriella che mi accudisce, non sono sola.

*

Oggi mi hanno detto che diventerò una sorella maggiore: che bello, il mio desiderio si avvera!

Mamma è triste, perché sua madre non sta bene.

La mia nonnina amata sta per morire, e il papà è desolato perché non può fare niente per consolare mamma, mentre anche suo padre sta male.

*

I miei nonni adorati sono volati in cielo, mi dicono; proprio loro, che erano come una calda coperta.

La mamma sta male, non dorme, non mangia, la portano via. Io vado un po' dalla zia e un po' sto con la nonna Carolina, ma anche lei è triste perché è rimasta sola, anche il nonno se ne è andato.

Mia sorella è piccola, ha bisogno di coccole, e io soffio come una gatta. Lei è brava, non fa arrabbiare, mangia tutto, non fa i capricci, ha i capelli come l'oro.

Cosa posso fare per farmi amare come lei?

*

La maestra mi vuole bene, mi ha portato a casa sua a mangiare, la mamma deve fare altre visite. Però dice che sono lenta a scrivere e faccio fatica a leggere, sono troppo vivace e non sto mai ferma.

Intanto cresco e con me crescono le mie paure: perché sono goffa? Sono brutta e mi prendono in giro?

Perché loro non mi difendono?

Poi c'è lui, dovrebbe essere un mio compagno di giochi, ma mi porta negli angoli, sento il suo respiro caldo, a me non piace più questo gioco, perché non mi ascolta, è tutta colpa mia, non posso dirlo a mamma e papà sennò mi sgridano e mi picchiano.

Mi sento sempre fuori posto, non so come farmi amare, sono una ribelle - dicono - ma mi sembra di fare di tutto per farli felici. L'unico posto dove sono contenta è la campagna, insieme al frumento, al latte appena munto.

*

Papà e mamma mi controllano, mi controllano sempre.

Per me la scuola media è un incubo. Nessuno mi capisce. Per i professori disturbo e basta, non valgo niente. Non potrò fare niente di grande e d'importante.

Il papà non ascolta questo giudizio, nonostante urli tanto con me, mi insegna sempre tante cose, la mamma mi fa sempre trovare i vestiti lavati e la pappa nel piatto; ma voglio un abbraccio, una carezza. Nonnino, perché siete andati via da me?

*

Cresco, ma papà mi è sempre addosso. Voglio un'altra sorella, o un fratello, perché quella che ho è troppo diversa da me e le vogliono troppo bene.

Arrivano. Tutti e due. Prima lei, e dopo due anni lui.

La gioia. Gli abbracci e i baci che tanto volevo ce li diamo tra noi.

*

Cresco ancora e divento brava a scuola perché mi insegnano finalmente a studiare, e più divento brava più sono fieri di me, ma non me lo dicono mai. Rimango però sempre polemica; come ai miei non va tanto di me, a me non va tanto di tutto.

Forse ho trovato come farmi volere bene.

Ma non mi toccano, né con carezze né con parole d'amore; mi fanno fare tante esperienze, mi portano sempre in vacanza, mi fanno fare tanti sport e attività. Ma non mi toccano, e quando lo fanno mi fanno male.

*

Cresco e li sfido. Non valgo niente... o forse sì. Non mi difendono, e non sono capace a farlo da sola.

In casa è sempre un litigio con loro e con mia sorella, voglio andare via! Ho sempre lavorato e studiato contemporaneamente, posso farlo: ma come faccio ad abbandonare i miei cuccioli, i miei adorati fratellini?

Però devo: devo camminare con le mie gambe e togliermi lo zaino della sorella maggiore, che deve essere sempre perfetta e mai riconosciuta. Me ne vado e, ogni tanto, li sento, per lo più quando ne hanno bisogno. Ma ho scelto di andarmene e quando chiedo loro una mano poi ho sempre un conto da pagare.

Non ho indicazioni o consigli, ho imposizioni implicite e spesso giudizi. Non ho mai sentito un "ti voglio bene". L'ho intravisto nei fatti, a volte.

*

Cresco sempre più e divento mamma anch'io, e loro ci sono, ma sempre troppo poco.

Non farò come loro, mi sono sempre detta.

Non farò mai come loro. Mai. Mai.

**

Nonnina, sono qui con il tuo talismano in mano; non so, anzi, non penso di avercela fatta a non essere come loro, ma ho trovato chi quell'abbraccio non lo negherà mai né a me né ai nostri figli anche se il nostro rapporto è un'altalena.

Lui, il mio uomo. Io, la sua donna. Come dietro la tua gonna mi sentivo protetta, tra le sue braccia mi sento spesso invincibile. Le stesse braccia molto spesso si trasformano in un ring in cui le parole colpiscono forte e io rispondo colpo su colpo: visti da fuori potremmo sembrare stupidi.

Il litigio è il nodo che ci unisce e nello stesso tempo separa, il continuo conflitto causato dalla reciproca convinzione di poter essere nella testa dell'altro, o forse dalla mia incapacità di credere di poter essere amata così gratuitamente. Ci sono giorni, settimane, mesi in cui tutto è fantastico, si sale insieme la scalinata della gioia, ma all'improvviso come una raffica di vento il nostro castello di carte è di nuovo da costruire.

Nonnina, so che tu hai amato qualcuno che molte volte non ti trattava bene, che dava valore alle donne quasi meno delle vacche che aveva in stalla. Nonnina, a volte mi sento caduta in un pozzo e non so se vale la pena di lottare. Ma quando, pensando di essere sepolta viva, vedo l'opportunità di elevarmi, vedo la sua mano che si allunga verso di me, come una fenice, risorgo e la gioia mi illumina.

Il conflitto può essere una grande opportunità di crescita se c'è stima e amore, se riconosci il potenziale dell'altro e lo accetti per quel che è, trovando una mediazione.

Nonna, lo sai, io sono un vulcano, sono un tornado, se ci sono mi si sente, sono una forza della natura: sono forte, sono debole.

Sono quel che sono grazie ai miei genitori e per colpa loro, che mi hanno condizionata nelle scelte che ho fatto, nei rapporti che ho coltivato.

Ma ho imparato, dopo anni di guerre, che il perdono è l'unica arma vincente, quando è sincero e rispettoso. Perché le persone non si possono cambiare ma vanno accettate per come sono.

Ho capito che loro hanno fatto il possibile per me, non hanno mai avuto un manuale di istruzioni del perfetto genitore e, magari, non accetteranno mai la distanza fra me e le loro aspettative su di me, probabilmente perché non hanno gli strumenti per capirlo, e di questo non posso incolparli.

Sicuramente io e mio marito non abbiamo una famiglia d'origine unita, cooperante, e molto spesso invidio chi ha legami parentali forti, quelle tavolate gioiose e conviviali, quell'appoggio dichiarato.

Ma c'è tutto un mondo da amare e dal quale farsi amare: la mia storia è questa.

La consapevolezza di oggi è aver scoperto che gli abbracci sono la medicina migliore.

Medicina di cui intendo abusare in futuro, perché in passato ne ho dati troppo pochi a chi li meritava: in particolare a me stessa e al mio primogenito.

* "Nulla si crea e nulla si distrugge, ma tutto si trasforma". Il 13 è il numero dell'alchimista, della metamorfosi. Il numero 13 è profondamente legato alla crescita spirituale e alla trasformazione. Significa la morte di vecchie forme e la rinascita in nuovi modi di essere più allineati.

L'arte della Libertà

di Stefania Rossini

Cosa significa essere veramente libere, come donne?

Non basta ottenere il diritto di voto, l'accesso all'istruzione o la parità di genere sul lavoro.

La vera libertà deve nascere *dentro di noi*.

Libertà è poter esprimere pienamente la propria essenza di essere umano, senza limitazioni o condizionamenti imposti da altri.

Come donne, per troppo tempo, ci è stato detto chi dovremmo essere, come comportarci, quali ruoli ricoprire.

È tempo di toglierci di dosso queste imposizioni, rigettare gli stereotipi di genere obsoleti, ed essere autenticamente noi stesse.

Libertà è coltivare i nostri talenti e passioni, imparare, crescere, esplorare i nostri interessi senza sensi di colpa, sentendosi complete in noi stesse e non la metà di qualcun altro.

È dire basta alla mentalità del "soffitto di cristallo" e rivendicare il diritto di spiccare il volo verso i nostri sogni più ambiziosi.

Libertà è indipendenza finanziaria, perché senza controllo sulle proprie risorse economiche si è vulnerabili e ricattabili. Insegniamo alle nostre figlie il valore del denaro guadagnato onestamente con le proprie capacità.

Libertà è flessibilità camaleontica nel reinventarsi nei vari ruoli, senza mai perdere la propria essenza. È essere buone madri senza smettere di coltivare i nostri talenti. È invecchiare senza vergogna.

Come donne, rivendichiamo il diritto a una vita piena e libera.

Spezziamo le catene del pregiudizio. Viviamo secondo i ritmi del nostro cuore. La vita è troppo preziosa per sprecarla nella paura e nella vergogna.

Insieme, creiamo una nuova era di uguaglianza in cui ogni donna possa finalmente spiegare le ali e librarsi verso l'alto, senza limiti ai propri sogni.

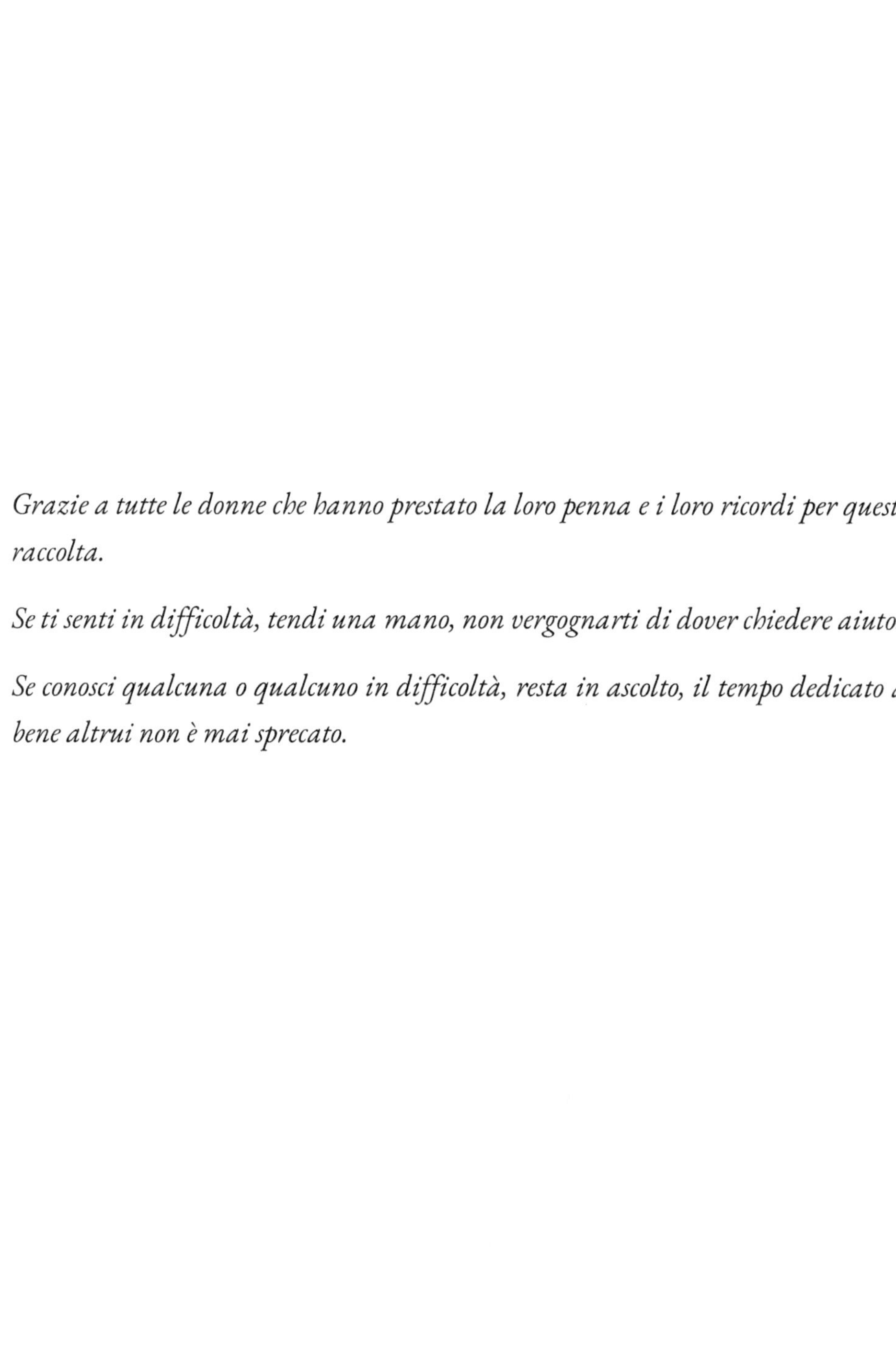

Grazie a tutte le donne che hanno prestato la loro penna e i loro ricordi per questa raccolta.

Se ti senti in difficoltà, tendi una mano, non vergognarti di dover chiedere aiuto.

Se conosci qualcuna o qualcuno in difficoltà, resta in ascolto, il tempo dedicato al bene altrui non è mai sprecato.

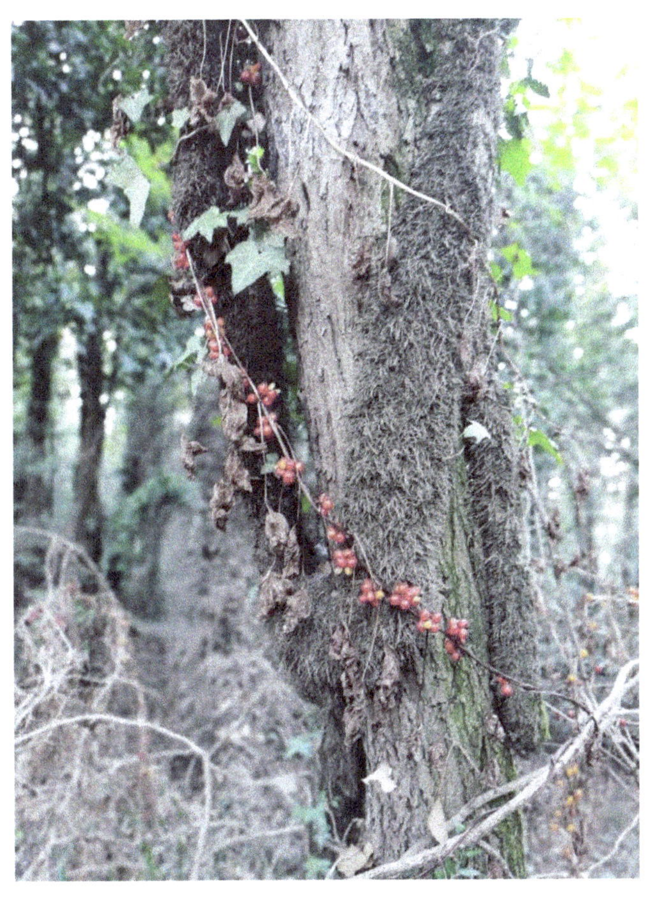

Amavo quell'edera,
pensavo fosse il suo modo di abbracciarmi.

Finché non mi ha soffocata.